高血压

食养+中医调理

李国菁／主编
刘晓梦／副主编

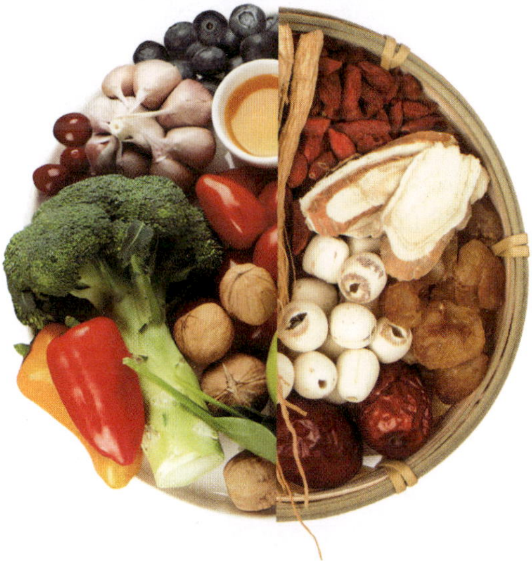

中国轻工业出版社

图书在版编目（CIP）数据

高血压食养+中医调理 / 李国菁主编；刘晓梦副主编. -- 北京：中国轻工业出版社，2025.6. -- ISBN 978-7-5184-5461-7

I. R247.1

中国国家版本馆 CIP 数据核字第 20250AG683 号

责任编辑：程　莹　　责任终审：高惠京　　设计制作：悦然生活

策划编辑：付　佳　程　莹　　责任校对：朱燕春　　责任监印：张京华

出版发行：中国轻工业出版社（北京鲁谷东街 5 号，邮编：100040）

印　　刷：北京博海升彩色印刷有限公司

经　　销：各地新华书店

版　　次：2025 年 6 月第 1 版第 1 次印刷

开　　本：710×1000　1/16　印张：11

字　　数：200 千字

书　　号：ISBN 978-7-5184-5461-7　定价：49.80 元

邮购电话：010-85119873

发行电话：010-85119832　010-85119912

网　　址：http://www.chlip.com.cn

Email：club@chlip.com.cn

232392S2X101ZBW

PREFACE

前言

高血压是常见的心血管疾病，也是人类健康的头号杀手。《中国心血管健康与疾病报告2023》显示，我国成人高血压患病率已达31.6%。随着生活节奏加快，超重、肥胖现象增多，许多年轻人甚至儿童也深受高血压的困扰。高血压的防控与干预势在必行。

饮食调养、中医调理是防治高血压的两大重要环节：膳食合理均衡，有利于血压平稳；中医辨证调理、对症施治，有助于稳控血压不反弹。

2023年，国家卫生健康委员会发布了《成人高血压食养指南（2023年版）》，指南着重强调了高血压食养的5条原则和建议：减钠增钾，饮食清淡；合理膳食，科学食养；吃动平衡，健康体重；戒烟限酒，心理平衡；监测血压，自我管理。这为高血压的饮食调养指明了方向。

《中国高血压防治指南（2024年修订版）》首次把中医药治疗列入高血压治疗方法之一。通常，中医将高血压分为七种证型，分别是肝火上炎证、痰湿内阻证、瘀血内阻证、阴虚阳亢证、肾精不足证、气血两虚证、冲任失调证。每一种证型都有对应的调理原则和方法。

为了让大家更好地掌握高血压食养和中医调理的方法，我们编写了这本书。本书主要内容包括：辨清高血压的真面目、掌握科学食养法、精选16种降血压食材、餐桌上的降血压药膳和茶饮方、不同证型高血压的辨证调理及饮食方案、高血压并发症的中医调理及饮食方案、四季控血压饮食方案、高血压中医外治法、特色中医功法和运动处方等。

真诚希望这本书能给大家的生活带来全方位的呵护。吃对一日三餐，根据医嘱有针对性地选用中医调理方案，就能稳控血压，远离并发症！

温馨提示

本书涉及的高血压调理中药方及中成药、药膳方等，需要在专业医生指导下使用。

8个辅助降血压简易食疗方

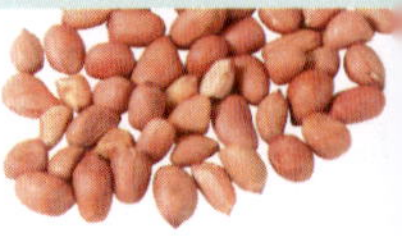

醋泡花生米

来源：《中医食疗学》（倪世美主编）。

材料：生花生米200克，醋500毫升。

做法：将生花生米洗净，浸泡在醋中，5天后食用。

用法：每天早上吃10粒。

功用：平肝潜阳，软化血管，辅助降血压。

芹菜汁蜂蜜方

来源：《中医食疗学》（倪世美主编）。

材料：新鲜芹菜500克，蜂蜜适量。

做法：将芹菜洗净后榨成汁，然后加入适量蜂蜜搅拌均匀。

用法：日服3次，每次40毫升。

功用：平肝清热，辅助降血压。

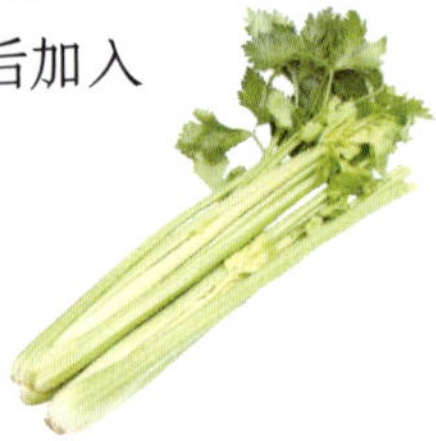

绿豆海带方

来源：《中医食疗学》（倪世美主编）。

材料：绿豆80克，海带40克，冰糖适量。

做法：将绿豆、海带洗净，海带切块，与绿豆一起放入锅中，加适量水，大火煮沸后转小火，将食材煮烂，加入冰糖调味即可。

用法：日服2次，每次30毫升。

功用：清热降火，利水消肿，辅助降血压。

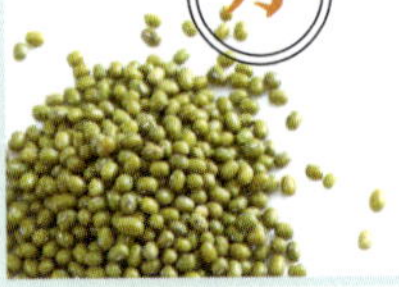

芪参鲤鱼汤

来源：《中医食疗学》（倪世美主编）。

材料：鲤鱼1条，黄芪、党参各10克。

做法：鲤鱼治净，黄芪、党参洗净，装入纱布袋，塞鱼腹内，加适量水，小火煨熟。

用法：食鱼饮汤。

功用：补益气血，辅助降血压。

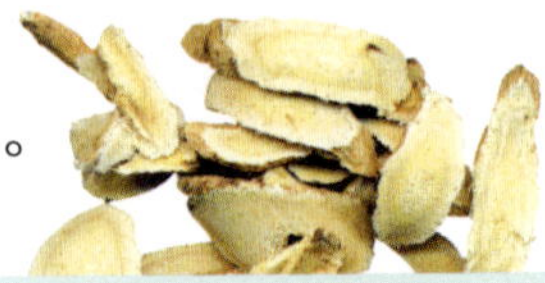

桑葚天麻粥

来源：《中医食疗学》（倪世美主编）。

材料：桑葚、大米各 50 克，天麻 10 克，黑芝麻 60 克（捣碎）。

做法：将洗净的桑葚与天麻放入砂锅中，加适量水煎取汁，再加入黑芝麻、洗净的大米煮粥。

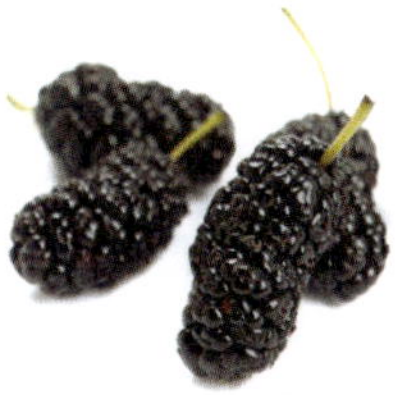

用法：早晚佐餐食用。

功用：滋补肝肾，辅助降血压。

木耳大枣汤

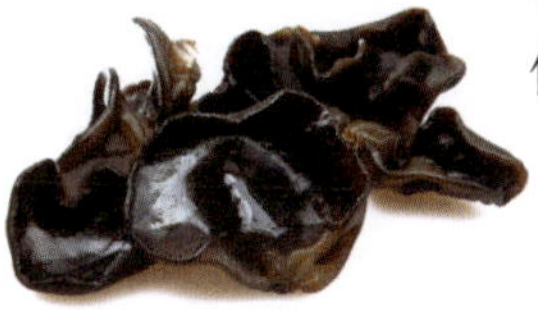

来源：《中医食疗学》（倪世美主编）。

材料：木耳 20 克，大枣 10 枚，蜂蜜少许。

做法：将木耳泡发洗净，大枣洗净，去核，一起放入锅中，加适量水煮 1 小时，加蜂蜜调味。

用法：早晚各 1 次。

功用：补气养血，润燥通便，辅助降血压。

双耳荸荠汤

来源：《中医食疗学》（倪世美主编）。

材料：木耳、银耳各 10 克，荸荠 20 克，冰糖适量。

做法：将木耳、银耳泡发洗净，荸荠洗净，一起放入锅中，加适量水，用小火炖至木耳熟烂，加入冰糖调味即可。

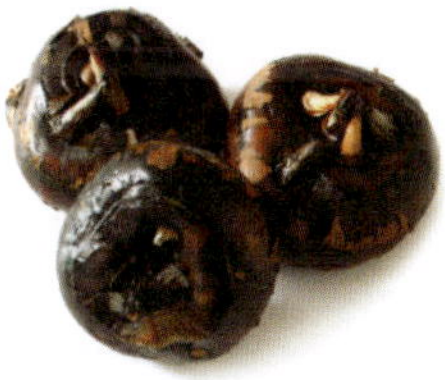

用法：每日服用 1 次。

功用：养阴润燥，清热生津，辅助降血压。

山楂陈皮饮

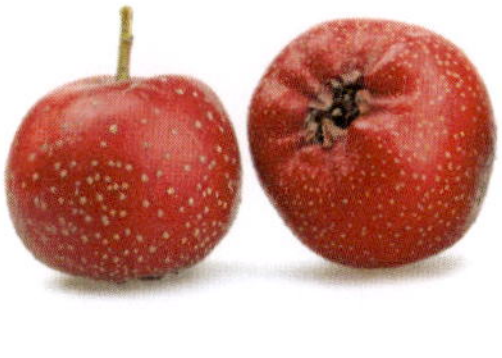

来源：《中医食疗学》（倪世美主编）。

材料：鲜山楂 30 克，陈皮 15 克。

做法：将山楂与陈皮洗净切碎，放入砂锅，加足量清水，中火煎煮 40 分钟，取汁即成。

用法：代茶饮用。

功用：健脾化痰，理气活血，辅助降血压。

目录

第一章 三大关键问题，辨清高血压的真面目

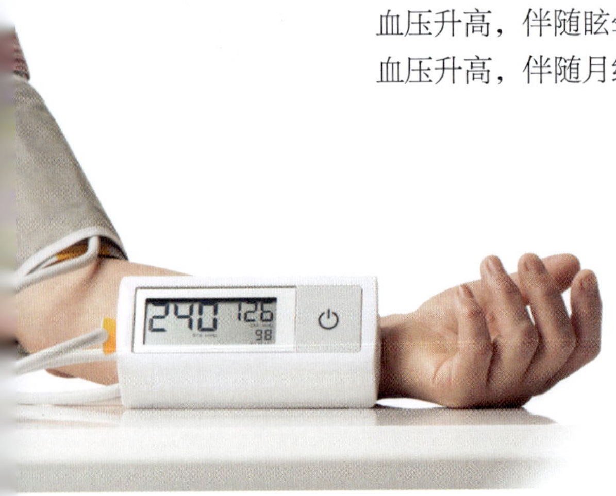

第二章 掌握科学食养法，不忍饥、不挨饿，稳控血压

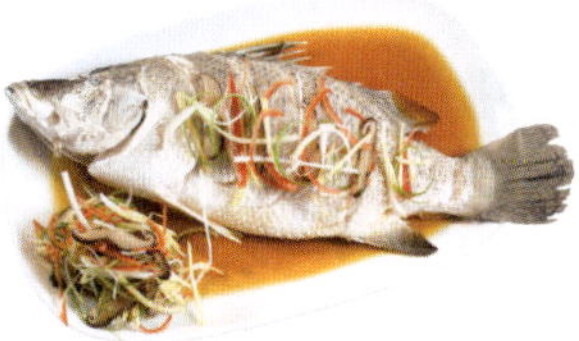

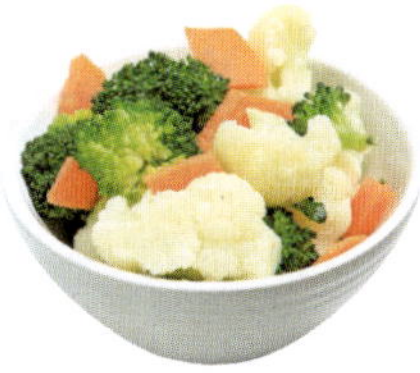

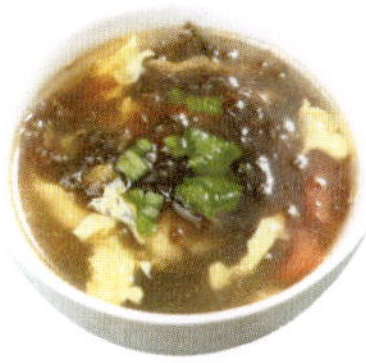

第三章 精选 16 种降血压食材，家常便饭控血压

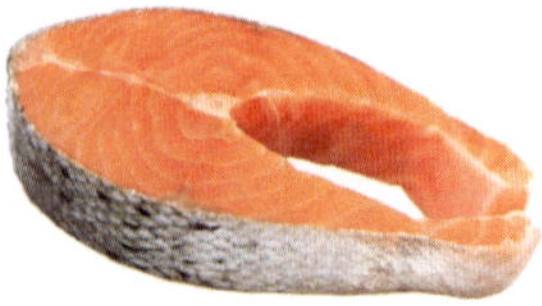

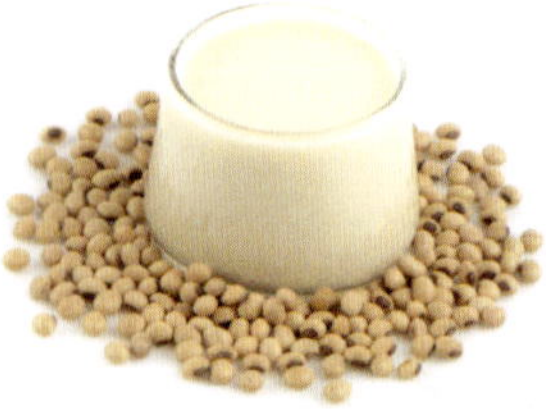

第四章 餐桌上的降血压药膳和茶饮方

第五章 不同证型高血压的辨证调理及饮食方案

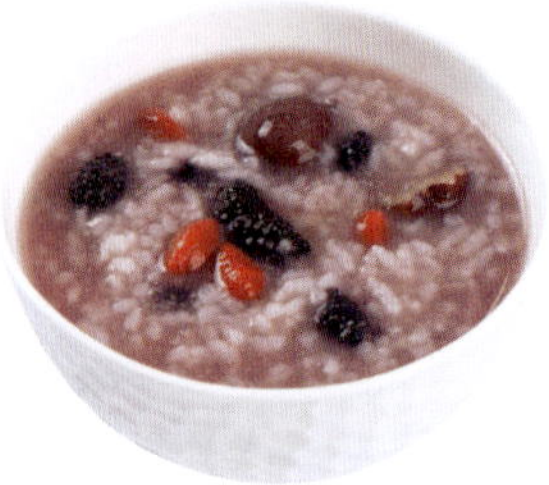

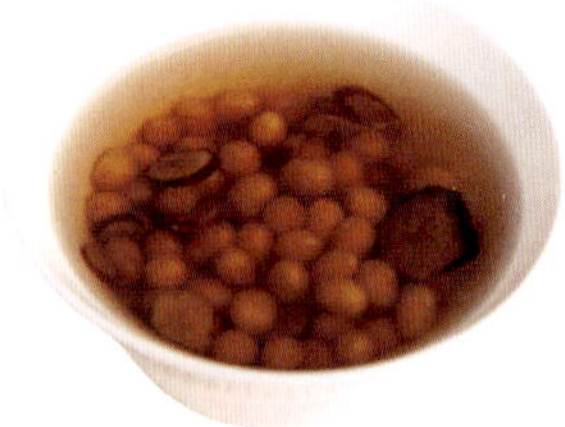

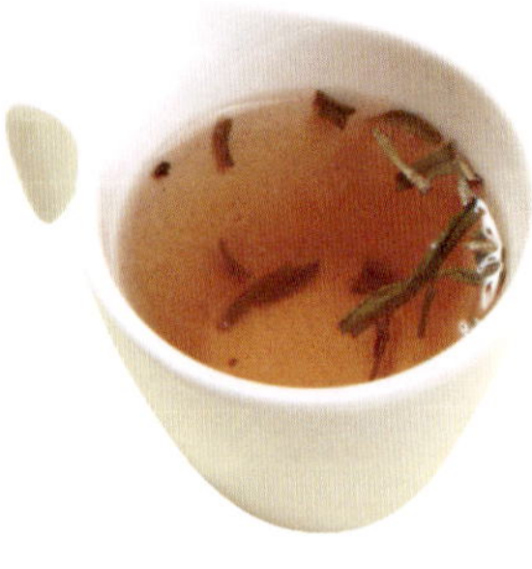

第六章 高血压并发症的中医调理及饮食方案

第七章 顺应四季变化合理饮食，调节阴阳控血压

第八章 简单有效的高血压中医外治法

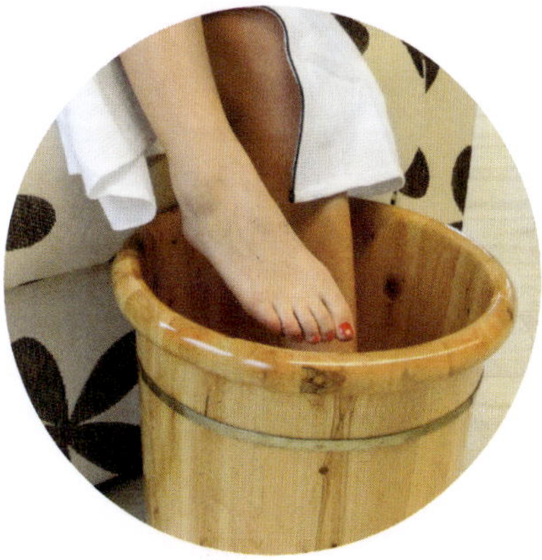

第九章 特色中医功法和运动处方，有效控血压不反弹

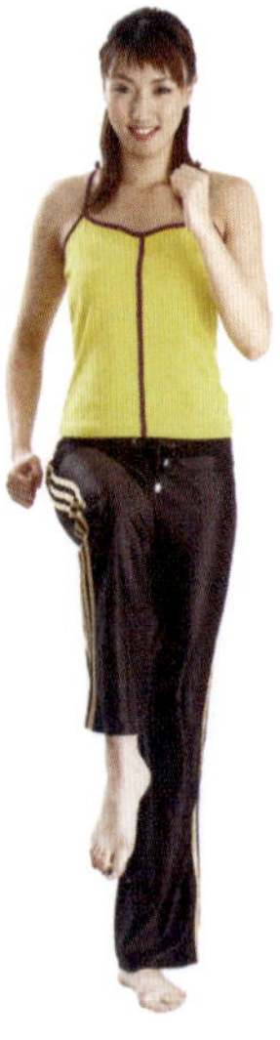

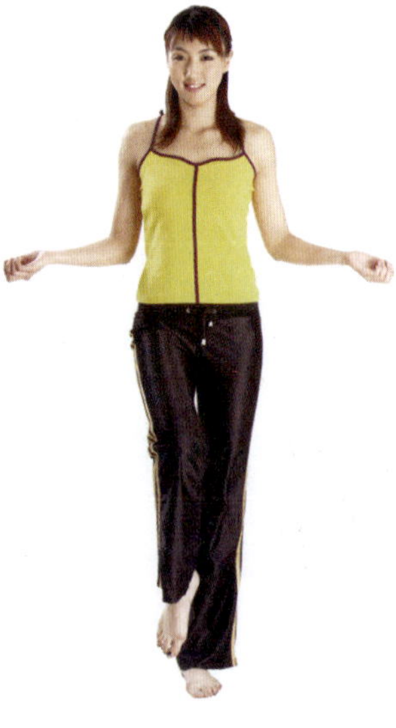

第一章 三大关键问题，辨清高血压的真面目

为什么说高血压是“隐形杀手”

高血压是常见的心血管疾病，也是人类健康的头号杀手。随着超重、肥胖现象的不断出现，生活节奏的加快，生活压力的不断增大，高血压已不再是老年人的专利，许多中青年人也深受其害。

警惕“隐形杀手”高血压

我们称高血压是杀手并不过分，它是引起冠心病、脑卒中、肾功能衰竭的最危险因素，甚至会导致死亡。为什么称高血压为“隐形杀手”呢?

高血压不像某些疾病，让人先感到痛苦，从而引起警觉。多数高血压患者常常没有什么自觉症状。高血压是隐蔽发展的，有的人不头痛、不头晕、不感觉难受，某天突然发病，这很可能导致严重后果。这种没有症状的病很危险。多数高血压患者血压升高有一个漫长的过程，这也是机体逐渐适应血压升高的过程，因而血压升高时通常并无自觉不适。因此，定期监测血压非常重要。

延伸阅读

高血压具体的判断标准

《中国高血压防治指南（2024 年修订版）》将高血压定义为：在未使用降压药的情况下，诊室血压≥140/90 mmHg（毫米汞柱）；或家庭血压≥135/85 mmHg；或 24 小时动态血压≥130/80 mmHg，白天血压≥135/85 mmHg，夜间血压≥120/70 mmHg。

高血压携带的三颗“炸弹”

高血压对人体健康的伤害，主要表现在对脑、心、肾等重要器官造成损害上，它会导致这些重要器官发生动脉硬化、缺血缺氧性损伤。具体来说，高血压的危害可概括为“大心、小肾和卒中（脑卒中）”。

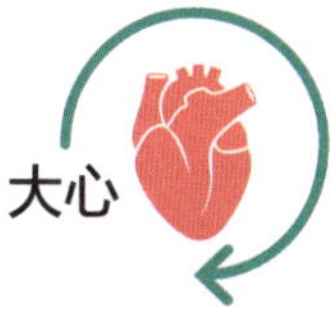

指长期高血压会导致患者心肌肥厚，继而发展为心腔扩大和心力衰竭。

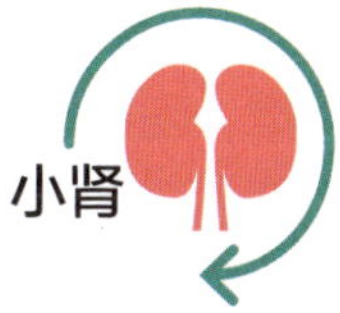

指肾小动脉硬化，可导致肾萎缩、肾衰竭和尿毒症。

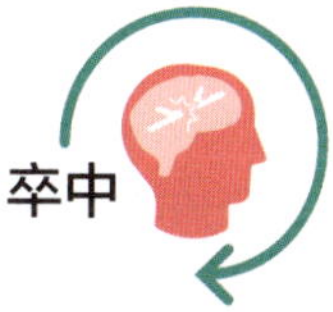

包括脑出血与脑栓塞。

心肌梗死、脑卒中、尿毒症就是高血压携带的三颗“炸弹”，一旦被这三颗“炸弹”击中，有可能受到致命的损害。而积极控制血压对于拆除这三颗“炸弹”尤为重要。

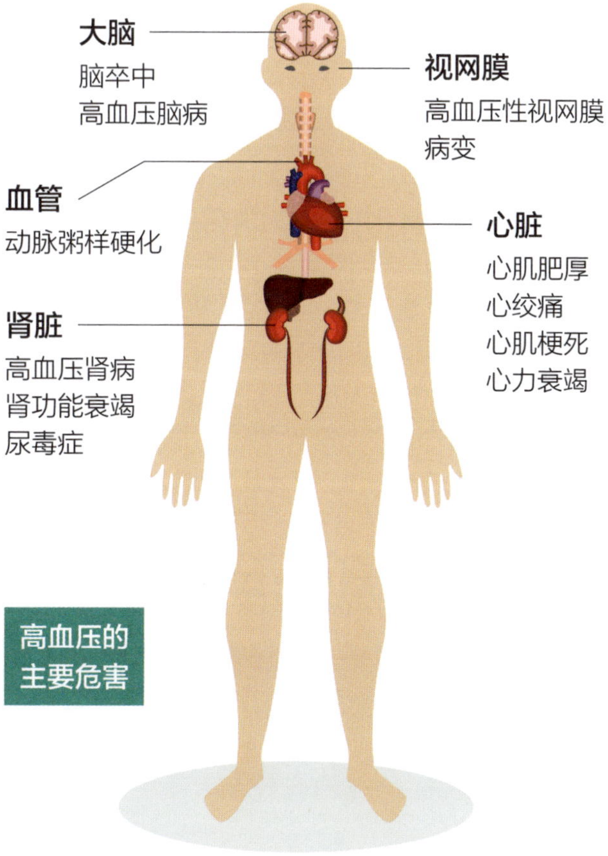

健康的生活习惯对调控血压有哪些帮助

好心态有助于稳定血压

日常生活中，人在生气、吵架或发脾气时，交感神经会兴奋，肌肉收缩，心率加快，血压也会升高。而压力大时，交感神经也会处于兴奋状态，导致血压升高。

所以，如果长期处于压力过大、紧张或兴奋的状态下，要学会让自己放松，让紧绷的血管得以舒张。

这就要求我们在日常生活中尽量保持良好的心态，遇到喜事不宜过于激动，遇到伤心事不宜过度悲伤，要学会控制情绪，避免情绪大起大落，既要正确对待自己，也要正确对待别人。

均衡膳食有助于控血压

饮食结构要合理，膳食营养要均衡。五谷杂粮、蔬菜水果、奶及奶制品、肉类、蛋类、鱼类等都要适当摄取，食物种类要多样。

应严格控制盐和油的摄入量。正常情况下，每人每天盐的摄入量应控制在 5 克以下；正常人每天的植物油摄入量应在 25～30 克，高血压患者应限制在 25 克以下。

控制体重，防止血压飙升

身体质量指数（BMI）= 体重（千克）/ 身高的平方（米^2）

注：BMI 单位为千克 / 米^2。后文未做说明处，均按此为标准。

如果 18.5 ≤ BMI < 24，则体重是正常的。如果 24 ≤ BMI < 28，则属于体重过重。如果 BMI ≥ 28，就属于肥胖了。少吃脂肪含量高的食物，尽量不吃零食，控制主食的摄入量，有助于减重。

积极锻炼，稳控血压

如果你积极锻炼身体，并坚持健康的饮食习惯，能更好地减重。建议每周至少锻炼 5 天，每天至少锻炼 30 分钟。请记住，高血压患者的健身运动最好在阳光下进行。各种有氧运动，如快走、慢跑、跳舞、骑自行车、游泳等均有利于稳定血压。

戒烟有助于降血压

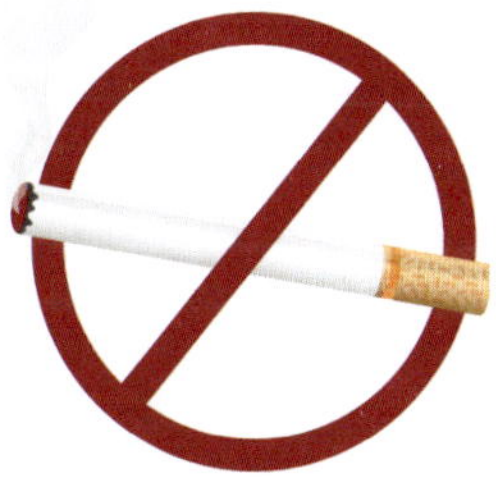

吸烟严重危害健康，每次吸烟时，血压都会上升。戒烟有助于降低血压，延长生命。

饮酒有度对控血压有益处

饮酒是引发高血压的危险因素之一，饮酒可能会使血压升高，还会增加热量的摄入，使体重增加，并影响抗高血压药物的疗效。血压正常人群如果饮酒，尽可能饮用低度酒，并控制量，而高血压患者应远离酒精。

延伸阅读

生活“小妙方”，帮你控血压

1. 每天用 5 分钟时间，与喜欢的人、喜欢的宠物待在一起，能够减少忧虑，有助于降血压。
2. 每天用 10 分钟时间按摩百会、风池、曲池、内关、足三里等穴位，做一套降压操，疏通气血、调和阴阳，辅助降压。
3. 每天用 10 分钟时间唱歌或画画，可以放松紧张的神经，有助于控血压。

不同证型的高血压，中医怎么看

血压升高，伴随头胀头痛、面红目赤是怎么回事

典型医案

41 岁的张先生患高血压 1 年多，平常性情急躁，容易发脾气，近 1 年血压升高，伴头胀、头痛，面部潮红，眼睛发红，心烦易怒，口干口苦，大便干结，舌红，苔薄黄，脉弦数。中医诊断为高血压肝火上炎证，用龙胆泻肝汤加减配合治疗，一段时间后，血压平稳。

医案解析

该患者之所以治疗效果显著，主要是因为辨证正确，用药得当。肝火上炎型高血压多见于高血压病变早期，年轻体壮的患者，这类患者多伴有急躁易怒的特征，经常发怒会使病情加重，甚至会出现突然晕倒的现象。

高血压小知识

肝火上炎证是高血压的常见证型，主要是由于长期忧郁恼怒，肝气郁结，郁久化火，气火上逆而引起。治疗方法以清肝泻火为主。

代表方剂

龙胆泻肝汤（见本书第 95 页）。

延伸阅读

高血压与肝的关系

中医认为，高血压与肝密切相关。肝为风木之脏。肝主疏泄，主藏血，能调节全身气血的运行。如果肝之阴血充足，肝之阳气平和，二者协调，就能维持人体各脏腑经络气血分布和流通正常，保持精神情志的舒畅平和，不郁不怒，血压就会相对平稳。当出现情志不畅、肝火旺盛或肝阴不足、肝阳上亢等情况时，会出现气血运行失调，从而导致血压升高。因此，中医常从疏肝清肝、平肝潜阳等入手治疗高血压。

血压升高，伴随面色苍白、心悸失眠是怎么回事

典型医案

70 岁的刘先生，先前从事搬运工作，工作劳累，饮食没有规律。他在体检时发现血压高，血压达到 160/95 mmHg，他经常出现气短、心悸、乏力、头晕、神疲、面色苍白、失眠、舌淡、脉细弱等症状，经中医辨证分析，属于气血两虚型高血压。用归脾汤调理一段时间后，他的不适症状消失，血压稳定在 130/85 mmHg 左右，身体状态很好。

医案解析

刘先生这种血压升高的情况，与他平时过于劳累和饮食不规律有关。气血两虚导致的高血压，血压升高只是一个表象，真正的问题是气血不足导致组织灌注不足。调理思路是补气血，改善组织灌注。

高血压小知识

气血两虚型高血压多因脾胃虚弱、饮食不节导致气血生化无源，或因过度劳累、肾气亏虚等耗伤气血所致。

代表方剂

归脾汤（见本书第 99 页）。

延伸阅读

高血压的出现与气虚有关联

高血压是西医病名，中医里没有这个名称，但中医古籍中对高血压的症状，如眩晕、头痛、肝风等，有很多的描述。高血压患者经常出现的眩晕症状，很多古籍中都有记载。

《黄帝内经》记载：“年四十，而阴气自半也”“上气不足，脑为之不满，耳为之苦鸣，头为之苦倾，目为之眩”，认为随着年龄的增长，机体各脏器逐渐出现虚损而呈现气虚征象，从而出现眩晕症状。可见，无虚不能作眩，高血压的出现与气虚有着莫大的关联。

血压升高，伴随胸闷胸痛、口唇青紫是怎么回事

典型医案

67 岁的李女士患高血压 10 多年，一直服用降压药。近一年其收缩压达到 150～160 mmHg，而舒张压在 60 mmHg 左右，经常伴有头晕、胸闷胸痛。她到医院检查后发现，颈动脉粥样硬化斑块已形成，血管狭窄达到 60% 左右。患者口唇暗紫，舌淡暗，舌下静脉黑紫，脉细，诊断为单纯收缩期高血压，辨证为瘀血内阻证，调理用通窍活血汤加减，症状慢慢改善，血压逐渐控制在正常范围。

医案解析

该患者的情况属于典型的瘀血内阻型高血压，主要表现是压差大、动脉粥样硬化甚至斑块形成，口唇暗紫、舌暗等。用活血化瘀的方法调理可以改善，但不能急于求成。瘀血内阻证的形成，多是因为患病日久，调理必须有耐心。

高血压小知识

压差大，即收缩压升高而舒张压不高，就是动脉粥样硬化、血管弹性减退的一个标志。瘀血内阻型高血压主要是由瘀血阻滞经脉，气血流动不畅所引起的。应用活血化瘀的方法调理。

代表方剂

通窍活血汤（见本书第 103 页）。

延伸阅读

气血瘀滞会引发眩晕

《仁斋直指方论》中记载，“瘀滞不行，皆能眩晕”，说的是人体经络气血瘀滞会引发眩晕。造成人体血瘀的原因主要有：气滞、气虚、痰浊、肝热、阳亢、阳虚。

血压升高，伴随精神萎靡、腰膝酸软是怎么回事

典型医案

42 岁的杨先生深受高血压的困扰，其症状为：头晕目眩，腰酸腿软，记忆力减退，口干舌燥，舌红少苔，脉细，血压升高。中医诊断为肾精不足型高血压，通过补肾阴的方式来调控血压，用左归丸调理，症状慢慢改善。

医案解析

杨先生的情况属于典型的肾精不足型（偏阴虚型）高血压。他出现了头晕目眩、腰膝酸软、健忘、口干舌燥、精神不振等症状，此时滋补肾阴，血压就会逐渐稳定下来。

高血压小知识

中医调理肾精不足型高血压以补肾为主。肾藏精，精化气，肾阴和肾阳都以肾的精气为物质基础。肾阳具有温煦、蒸腾、气化、推动作用，肾阴具有滋润、濡养等功能，二者相互制约、相互协调，共同维持人体阴阳的相对平衡。高血压日久，阴损及阳，导致阴阳两虚。

代表方剂

左归丸（见本书第 107 页）。

延伸阅读

肾精不足是眩晕的原因之一

肾为先天之本，藏精生髓，而脑为髓之海。若先天不足，禀赋虚弱而后天又失于调摄，肾精不充，或老年肾亏，精虚髓减，或久病伤肾，肾精虚少，或纵欲过度，肾失封藏，以致肾精亏耗，不能生髓充脑，脑失所养，则发为眩晕。《灵枢 · 海论》记载：“髓海不足，则脑转耳鸣。”肾精不足不仅会直接导致髓海不足，还会引起气血虚弱而发生眩晕。精血同源，血为气之母，精虚则势必引起气血不足。

血压升高，伴随体形肥胖、乏力嗜睡是怎么回事

典型医案

65 岁的肖先生患高血压 10 余年，曾服用各种降压药治疗，但效果一直不理想，伴身重、头重、精力不集中、嗜睡、多梦、乏力、痰多、大便黏滞不畅，舌淡胖、有齿痕、苔白厚腻，脉滑，体形肥胖，血压 160/110 mmHg，平时爱吃肉类、爱喝酒。结合病史、症状，诊断为痰湿内阻型高血压，给予半夏白术天麻汤调理，一段时间后，症状改善，血压平稳。

医案解析

该患者的情况属于典型的痰湿内阻型高血压，可用化痰祛湿法调理。

高血压小知识

痰湿内生，流入血脉，阻滞气血在脉内正常运行，因此引起血液黏稠、血压升高。痰湿内阻型高血压多见于肥胖、血脂异常、脾虚之人。

代表方剂

半夏白术天麻汤（见本书第 111 页）。

延伸阅读

痰湿证与脾的关系密切

脾在五行中属土，主运化水谷，为气血生化之源，同时主运化水湿，饮入之水分清泌浊后，有用之水濡养身体，代谢后的无用之水，通过三焦，下输膀胱，通过小便排出体外。《黄帝内经》记载“饮入于胃，游溢精气，上输于脾，脾气散精，上归于肺，通调水道，下输膀胱，水精四布，五经并行”，描述了脾参与水湿代谢的过程。如果脾虚不运，则会导致水液代谢失常，停于体内，形成痰浊湿邪之证，故痰湿证与脾的关系密切，而且痰湿证多与气虚证并见。调理时，常用的方法就是健脾祛湿。

血压升高，伴随眩晕耳鸣、五心烦热是怎么回事

典型医案

55 岁的马先生患高血压 5 年，从 5 年前起，经常头晕耳鸣、腰酸、五心烦热、口干舌燥、眼睛干涩，后来血压逐渐升高。其体形消瘦、面容憔悴，有舌红、少苔、脉细数等症状。用天麻钩藤饮加减调理一段时间后，症状明显改善，血压逐渐平稳。

医案解析

该患者的情况属于典型的阴虚阳亢型高血压。该证型常见于 50 ~ 60 岁的中老年人，多因过度操劳、长期失眠，或素体阴虚、房劳伤精等引起。

高血压小知识

肾藏真阴真阳，真阴，即肾水。若肾水不足，水不涵木，至肝木失养，阴不制阳，阳亢于上，就会引起眩晕、头痛、血压升高等。临床上肝肾阴虚证与肝阳上亢证常可同时出现，前者为因，后者为果。调理重在滋阴治本，佐以平肝潜阳，标本兼治，效果会更好。

代表方剂

天麻钩藤饮（见本书第 115 页）。

延伸阅读

叶天士首创肝阳上亢学说

肝阳上亢，病位在肝，但与肾关系密切。清代名医叶天士首创肝阳上亢学说，认为“肝为风脏，因精血衰耗，水不涵木，木少滋荣，故肝阳偏亢，内风时起”。这说明肝阳上亢多是由于肾阴亏虚，水不涵木，临床主要表现在头面部，如眩晕、头胀、面红等。临床上如果有面红、眩晕等头面部症状，多是肝阳上亢所致。

血压升高，伴随月经紊乱、心烦失眠是怎么回事

典型医案

48 岁的李女士近 1 年来月经不规律，周期 15～60 天不等，同时出现头晕头痛、血压忽高忽低的症状。近 1 个月以来，她的头晕症状明显加重，伴随心烦失眠，口干，情绪波动，潮热盗汗，舌质偏红，脉弦细。此属高血压冲任失调证，治疗应调理冲任，药用二仙汤加减。患者服药一段时间后症状缓解，血压平稳。

医案解析

李女士的情况属于典型的冲任失调型高血压，该证型多见于女性月经来潮或更年期前后，血压多随情绪变化而波动。

高血压小知识

更年期女性的高血压多与冲任失调有关。冲任二脉为气血之海，调节全身阴阳平衡。更年期时，肾气渐衰，冲任失调，阴阳失衡，易导致肝阳上亢或肝肾阴虚，气血运行失常，从而引发高血压。常见症状有头晕、耳鸣、烦躁易怒、潮热盗汗等。

代表方剂

二仙汤（见本书第 119 页）。

延伸阅读

冲任失调则血压波动

冲脉与任脉是女性生殖与气血调节的重要通道，统称“冲任二脉”。《素问·上古天真论》记载：“七七任脉虚，太冲脉衰少，天癸竭”，说明女子进入更年期，肾气渐衰，肾阴不足，导致冲任二脉失去平衡，气血运行失常。此外，女子以肝为先天，以血为本。家庭、工作等原因很容易导致更年期女性情志不遂，忧怒太过，肝气失于条达，肝郁气滞，郁久化火，使肝阴暗耗而肝阳上亢，进一步加剧血压波动。所以中医治疗重在调理冲任、滋补肝肾、平肝潜阳。

第二章

掌握科学食养法，不忍饥、不挨饿，稳控血压

高血压的食养原则

五谷为养：补充钾和膳食纤维

中医强调“五谷为养”，因为五谷是植物的种子，种子又是植物的精华。五谷杂粮是指大米、小麦、玉米、糯米、薏米、荞麦、绿豆、红豆等多种谷物。五谷杂粮含丰富的膳食纤维和钾，能够调节血压。

每天吃 250～400 克谷薯类食物

每天应摄入谷类 200～300 克，其中全谷物和杂豆 50～150 克；每天应摄入薯类 50～100 克。

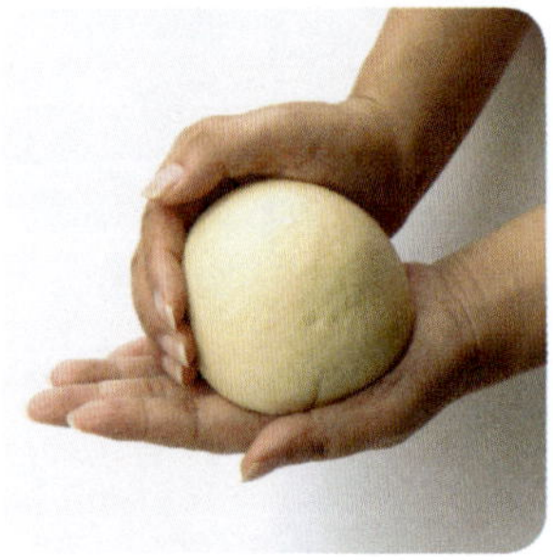

一个手掌可以托住，五指可以抓起的杂粮馒头（熟）约150克（约100克面粉）

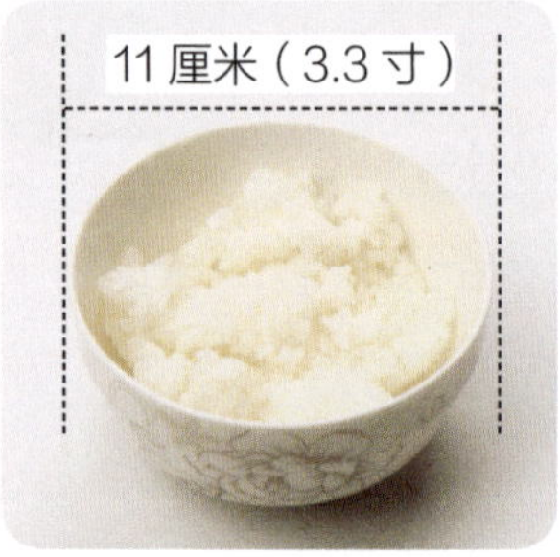

标准碗半碗米饭约 125 克（约 50 克生大米）

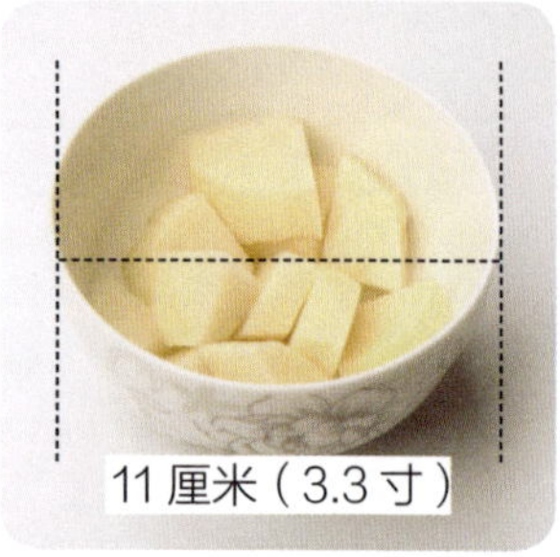

生土豆去皮切块后，标准碗大半碗约 100 克

多种颜色的五谷杂粮搭配着吃

五谷杂粮的颜色丰富：黑、红、黄、绿、白。我们在饮食中可以将多种颜色的五谷杂粮搭配着吃。

一般来说，每次搭配 2~5 种颜色的五谷杂粮较适宜。如绿豆清热利尿，白色的大米、薏米可以润肺清热，适合搭配食用；小米色黄，常食能补脾胃，黄色的玉米也补益脾胃，与补肺气的大米搭配食用，食疗效果较好。

把薯类当主食吃

要想真正发挥薯类的优势，应该把它们当主食吃，不加盐、油、糖，采用蒸、煮、烤等方式制作，比如烤红薯、蒸土豆等都是不错的选择。

五畜为益：富含优质蛋白质，适量摄入

“五畜”泛指肉类，主要是指牛肉、羊肉、猪肉、鸡肉等畜禽肉，也包括鱼、虾等水产品。“五畜为益”是说“五畜”对人体有补益作用，能增补五谷主食营养之不足，是平衡饮食的主要辅食。身体虚弱的人可以适当进补，但正常人不应过量摄入肉类。肉类是高蛋白、高脂肪、高热量食物，过量摄入会增加心脑血管疾病的发生风险。

精准掌握每天的肉类进食量

为了更好地控制血压，平时要适量摄入肉类。每天具体的量是多少呢？

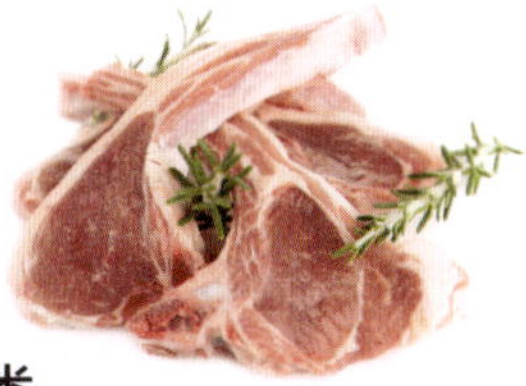

畜禽肉类

畜肉 + 禽肉 =40~75 克

一块与食指厚度相同、与三指（食指、中指、无名指）并拢的长度和宽度相当的瘦肉，约为 75 克。

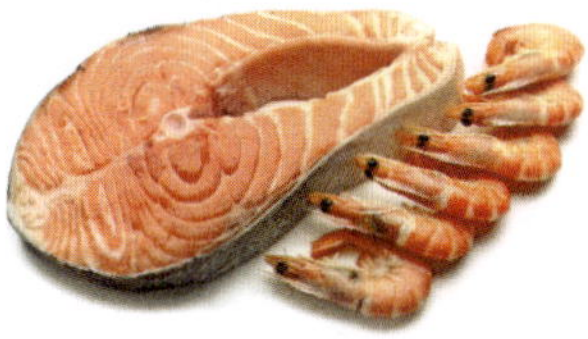

鱼虾类

40~75 克

相当于 5~7 只虾。

首选白肉

血压高的人，吃肉要选择正确的食材和正确的烹饪方式。首选鱼虾类、去皮禽肉，然后是畜肉，畜肉以瘦肉为宜，不建议选择肥肉。另外，要远离午餐肉、腊肉、香肠、咸肉等高盐、高脂的加工肉制品，以免对控血压不利。

远离隐形肥肉

摄入过多肥肉会导致胆固醇超标，引起肥胖、动脉粥样硬化、高血压等。餐桌上一些看似并不油腻的食物，如动物内脏、肉皮等，都含有大量的胆固醇和脂肪，因此又被称为“隐形肥肉”。

排骨	鸡鸭肉	各种肉馅	肉丸子
肥瘦相间的排骨有很多隐形肥肉	鸡皮、鸭皮和皮下那层油脂最好去掉	各种肉馅基本是三分肥七分瘦	肥肉和淀粉是肉丸子常用的配料

五菜为充：含钾丰富，排钠效果好

所谓“五菜为充”，是说“五菜”是饥荒状态下充饥的代用品，绝对不能当主食。还有，当我们吃米、吃肉过多时，可以通过吃菜来平衡饮食，这就是蔬菜的价值。许多蔬菜含有丰富的钾，有排钠控压的效果。

每天吃 300～500 克蔬菜补钾

做菜时不要过度烹饪，尽量少用煎炒的方式，同时尽量少放盐，保持蔬菜原本的味道。有些蔬菜生吃也美味，而且补钾效果也不错，比如番茄。

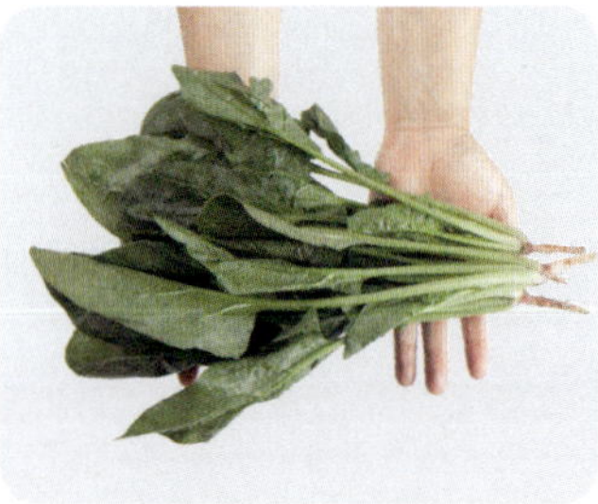

两只手能够捧住的绿叶菜的量约100克

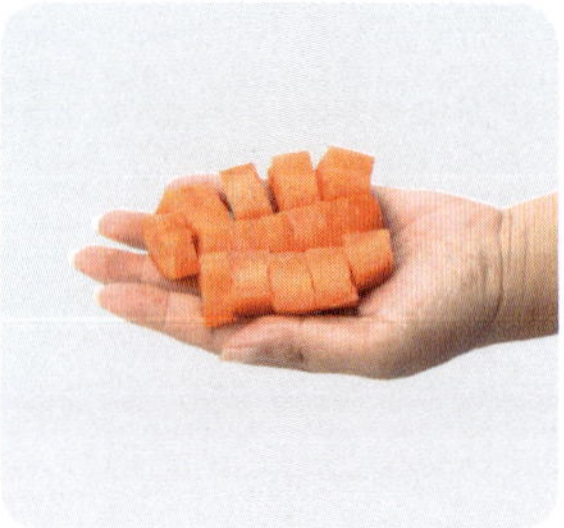

单手捧住的胡萝卜块的量约 70 克

低热高钾高纤的“312”搭配

为了便于搭配，不妨把每天应摄入的 300～500 克蔬菜分成 6 份，然后按照“312”的配比来划分，即 3 份深绿色叶菜，1 份菌藻类蔬菜，2 份其他蔬菜。“312”搭配法具有低热量、低糖、高钾、高膳食纤维的特点。

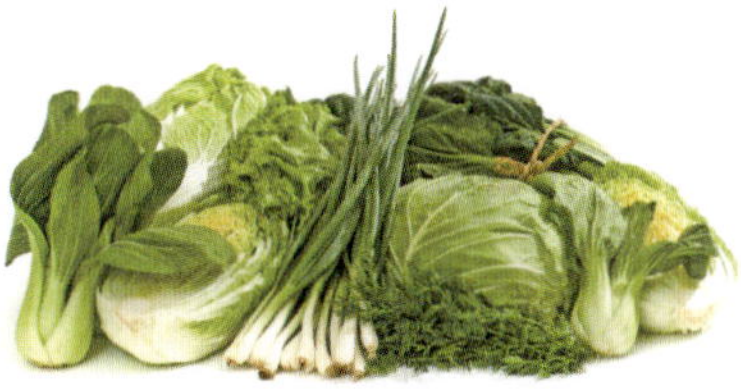

3

菠菜、油菜、小白菜、茼蒿、豌豆苗等

深绿色叶菜

150~250 克

1

菌藻类蔬菜

50~80 克

木耳、银耳、香菇、草菇、平菇、海带、裙带菜等

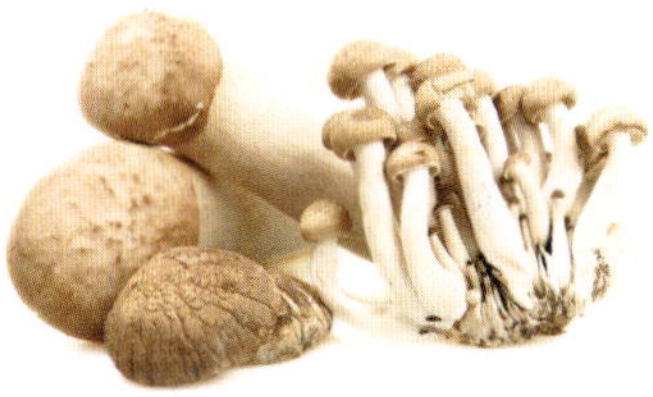

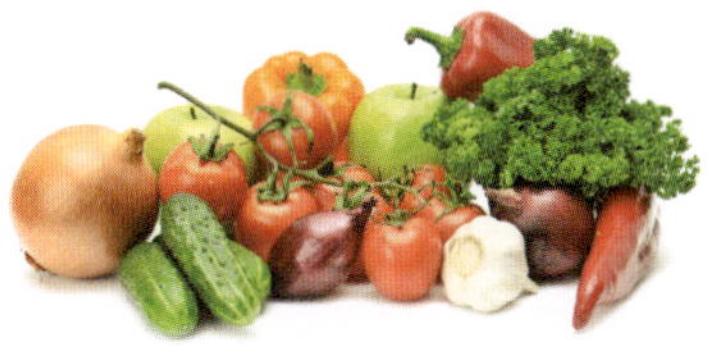

2

番茄、紫甘蓝、洋葱、苦瓜等

其他蔬菜

100~170 克

五果为助：富含维生素和矿物质

水果基本上都有通便的作用，所以水果是“五谷”“五畜”吃多了之后，帮助消化的食物。吃水果可以补充维生素，对于清理血管内的脂类、清理肠道都有益处。

每天吃 200～350 克水果补钾

水果富含人体所需的多种维生素和矿物质，如鲜枣、猕猴桃、橙子等含有丰富的维生素 C、膳食纤维；香蕉、苹果、柚子等含有丰富的钾。摄入高钾、高膳食纤维水果对高血压患者有益。

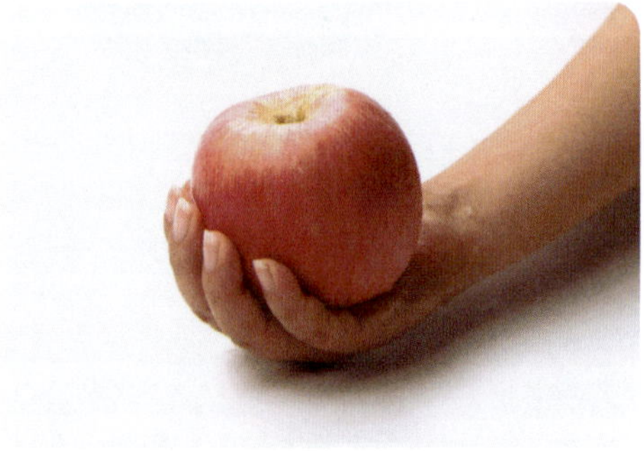

成人单手可握住的苹果约 260 克

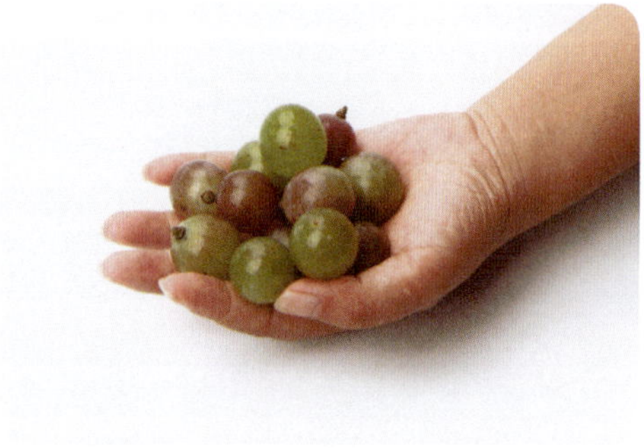

成人单手可捧的葡萄（14～15 粒）约 100 克

优选新鲜应季水果

吃水果有一个原则，就是优选新鲜应季水果。现在反季节水果越来越多，相对于这些水果，应季水果经过充分日晒，如夏季的桃、秋末冬初的鲜枣等，无论口感还是营养都更优。

尽量吃完整的水果

这里的“完整”主要是指水果要带皮吃。很多人在吃水果时会把果皮丢弃，其实果皮不仅富含维生素 C、膳食纤维，还含有抗氧化的花青素和其他多酚类物质，而且果皮中这些有益成分的含量甚至比果肉中的含量还多。

例如，苹果皮含有大量的多酚类物质，这些多酚类物质具有强大的抗氧化能力；西瓜皮与西瓜瓤相比，糖分少，有很好的清暑热、除心烦功效，适合高血压患者在夏季食用。

从营养角度来说，水果带皮吃是有益健康的；但有些人担心水果皮中可能会有较多的农药。所以吃水果时是否带皮吃，可根据具体情况来定。如果水果来源可靠，建议带皮一起吃。

专家答疑 | 热点问题

可以用果汁替代水果吗?

果汁不能完全替代水果。水果是膳食纤维、钾、磷、维生素C、芳香物质的主要来源，适量摄入水果对调控血压有益。吃水果的健康意义之一，是为人体提供膳食纤维、维生素和矿物质，只喝果汁，摄入膳食纤维较少。如果喜欢喝果汁，最好自己打制（不去渣）。市售果汁通常加了大量添加糖等，不利于控血压、控体重，不建议选择。

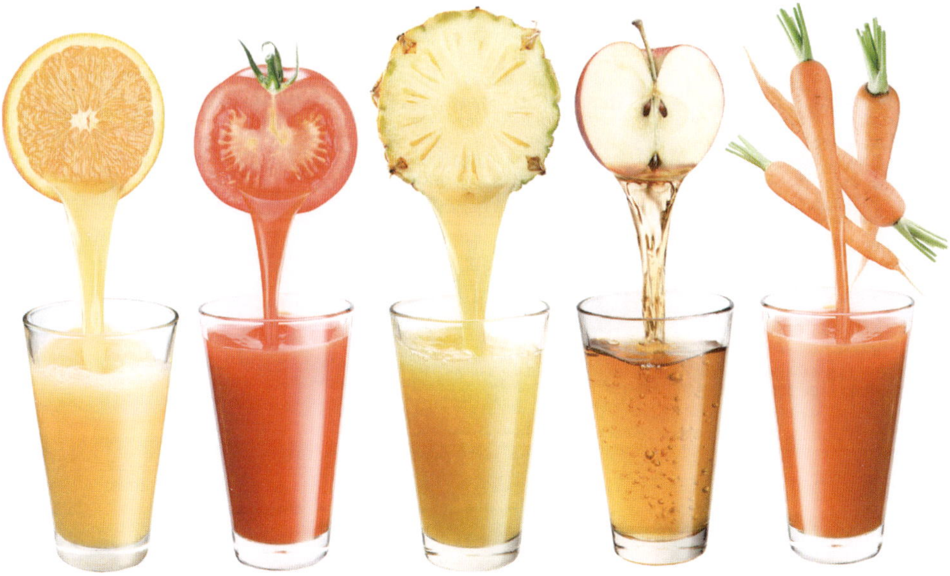

选择应季新鲜蔬果自己打制果蔬汁，更有益健康

低盐——如何做到盐的摄入量每天不超过 5 克

盐是日常饮食中必不可少的调料，但摄入过多的盐，血浆渗透压就会升高，从而引起水钠潴留，血容量增大的同时还会加重心脏负担，使血压不易控制，因此日常饮食中要控制盐的摄入量。正常情况下，每人每天盐的摄入量应控制在 5 克以下。高血压患者限制食盐摄入对控血压有显著作用。

怎样将 5 克以下的盐分配到三餐当中

如果在家烹饪三餐，则应该合理分配用盐量。如每天食用 4 克盐，午餐食物摄入量约占三餐的 40%，则午餐每人的用盐量不超过 1.6 克（4×40%），早餐、晚餐用盐量依此类推。

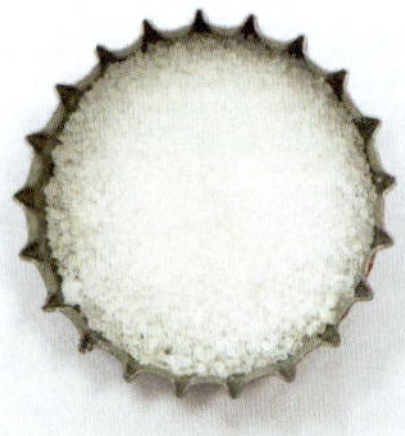

日摄盐量≤5 克

5 克盐约为一啤酒瓶盖（去除软垫后）的量

精准减盐小窍门

控盐勺法：家中备一把控盐勺，能够帮助控盐。控盐勺平平的一勺为 1~2 克，对掌勺人来说，有了它，放盐时心里就有数了。

替代法：烹调时用醋、柠檬汁、番茄、洋葱、罗勒、姜等替代一部分盐和酱油。芝麻酱、核桃碎味道鲜香，也是很好的调料。做凉菜、凉面时加些芝麻酱或核桃碎，既可减少用盐量，又可使味道更可口。

有利于控盐的三种烹饪方法

多采用蒸、烤、煮等烹饪方式，不是每道菜都需要加盐，要享受食物天然的味道。

在食物煮熟或炖汤结束时再放盐，让咸味保留在食材表面，这样就不会入味太重，可以减少用盐量。

别在汤羹太热时放盐。汤羹温度过高时，舌头对咸味的敏感度会降低，如果这时尝起来合适，放至常温时就会偏咸。因此，给汤羹调味时，可以待其降至常温后再放盐，或者临出锅时放盐。

留意生活中的隐形盐，保护血管不“生锈”

在日常生活中，我们离不开各种各样的调味料，许多调味料都是“含盐大户”，却常常被忽视，如酱油、酱类、鸡精、味精、蚝油等。长期摄入过多的钠，就会损伤血管，使血压增高。因此，要小心提防调味料中的隐形盐。

相比较而言，醋的含盐量低，烹制菜品时可以用适量的醋调味，以减少盐或酱油的摄入，从而有效控盐。

专家答疑 | 热点问题

吃盐越少越好吗?

提倡低盐饮食并不是说吃盐越少越好。如果长期过度限制盐的摄入，会引起低钠血症，出现眩晕、食欲不振、四肢无力等现象，严重时还会出现恶心、呕吐、心率加速、脉搏细弱、肌肉痉挛、视物模糊、昏迷等症状，甚至危及生命。

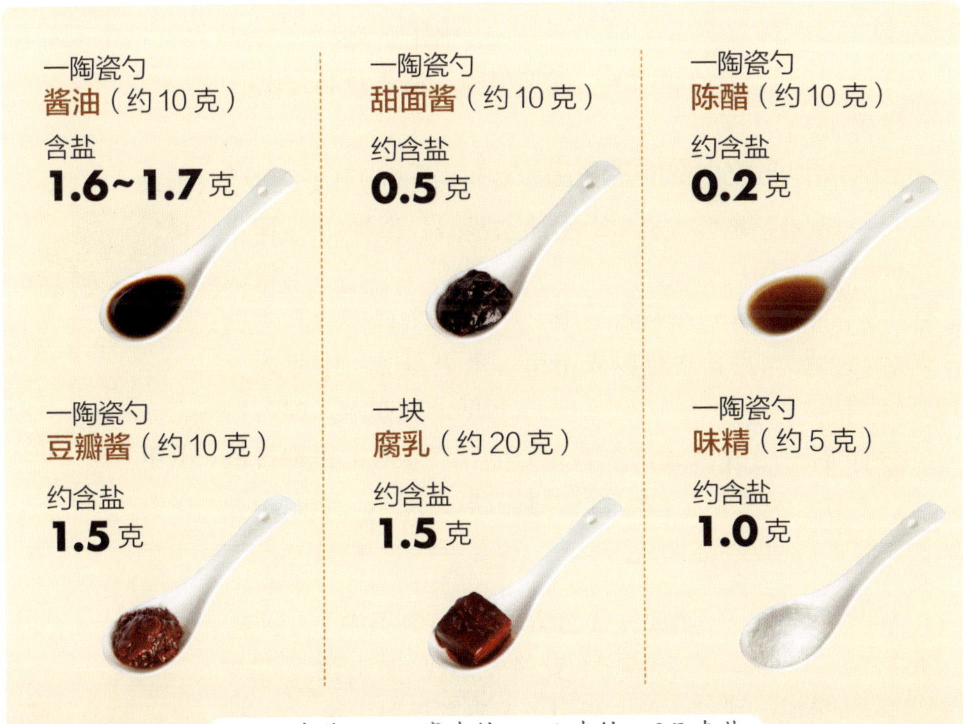

注：1 克盐 = 400 毫克钠　　1 克钠 = 2.5 克盐

图表参考数据：《中国居民膳食指南（2022）》《中国食物成分表 标准版（第 6 版）》。

低糖——稳控血糖，提防“三连杀”

一般认为，高血压的形成与盐摄取过量有关，因此很多医生强调控血压时应尽可能减少盐的摄入，坚持清淡饮食，却忽略了过量摄取糖对血管的危害。

糖对血压的影响不可低估

当摄入的糖分超过生理需要时，多余部分就会转化为脂肪储存在体内。体内脂肪堆积过多会使身体发胖，而肥胖是高血压的一大诱因。脂肪堆积过多还会使体内胆固醇水平增高，过多的胆固醇很容易在血管壁上沉积，从而导致动脉粥样硬化，加重高血压的病情。

另外，高血压患者摄入过多糖分，血糖会突然升高，高血压和高血糖通常相互关联，会促进糖尿病的发生，不但容易损伤心脑血管，而且特别容易损伤肾、眼睛等器官。所以，一定要限制糖的摄入，少吃甜食、少喝碳酸饮料等。

日常如何减少添加糖的摄入

1. 白开水是最好的饮料，尽量不喝含糖饮料。

2. 在选购包装食品时，要先看食品营养标签，尽量选择低糖食品或无糖食品。

3. 市场上的普通酸奶含有较多的蔗糖，不宜过量食用，应尽量选择无糖酸奶，或者自制酸奶食用。

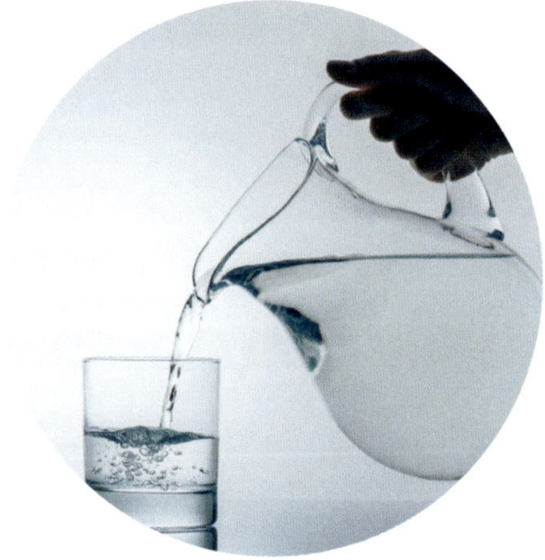

白开水是最好的饮料，
尽量不喝含糖饮料

减少精白米面摄入量，搭配粗杂粮摄入

不仅甜食中含糖，米饭、馒头、面条等精制主食中也含有糖分。因此，选择主食时不应只选择精白米面，应适当增加粗杂粮的摄入。可以将细粮和粗粮搭配在一起食用，以均衡糖类（即碳水化合物）的摄入。

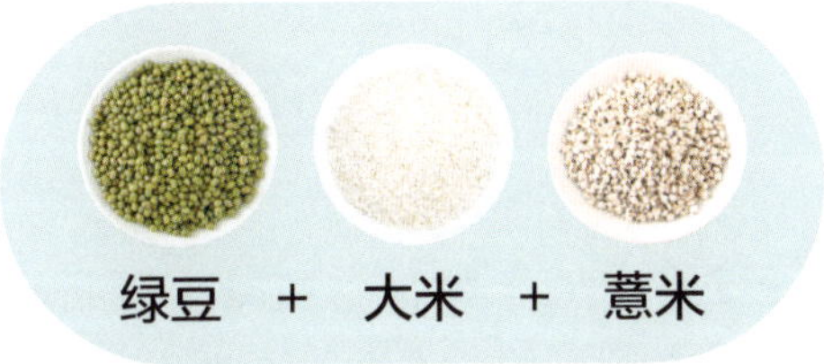

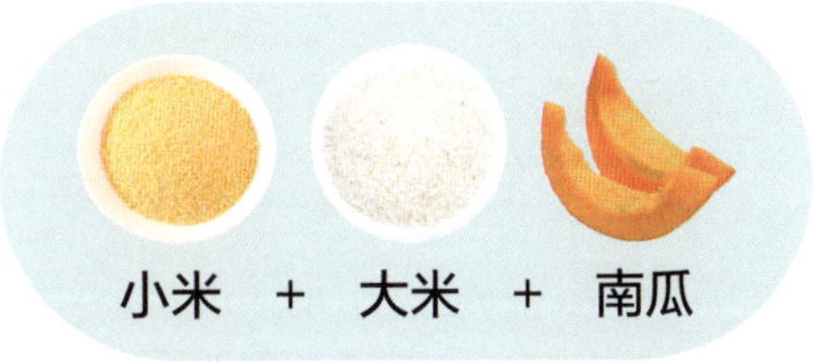

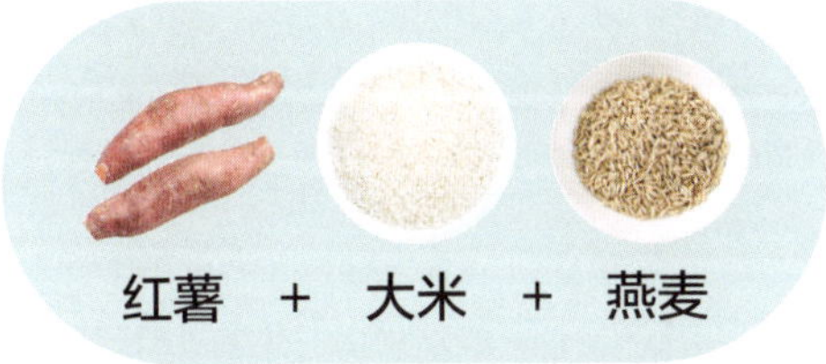

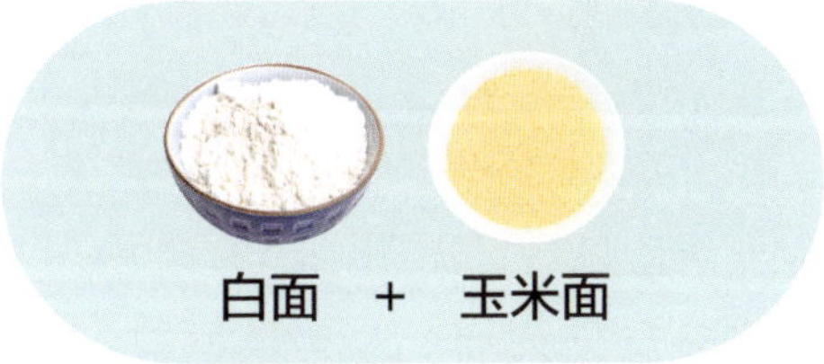

这样吃饭，血糖不会急剧上升

蔬菜（除根茎类）不会使血糖值过快上升。畜禽肉和鱼富含蛋白质，消化时间长，不易使血糖值过快上升。吃饭时，先吃这些食物，再吃米饭等生糖指数高的食物，血糖值就不会急剧上升，体重也能得到控制。如果想吃水果，可在两餐之间少量进食。

专家答疑 | 热点问题

烹饪食物时，怎样做有助于控糖？

烹饪食物时，尽量不要过度加工，如蔬菜不要切得太碎、太小，甚至制成泥状，因为食物切得太细碎，不仅营养损失严重，也减少了咀嚼次数，摄入后血糖升高速度变快，这对血糖控制不利。

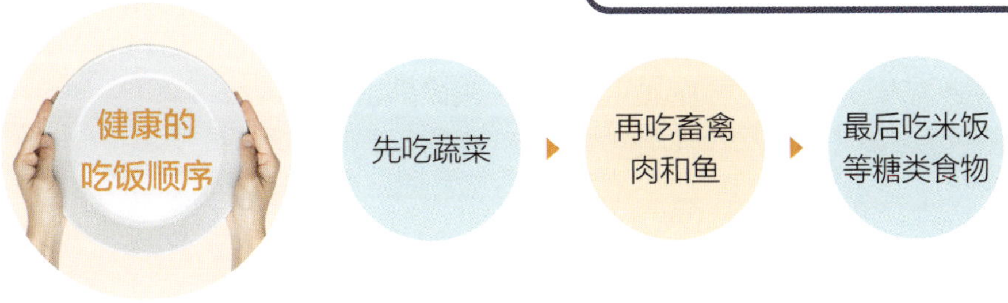

低脂——脂肪超标是血压升高的罪魁祸首

低脂肪食物通常热量较低，因此，摄入低脂肪食物有利于控制体重。摄入低脂肪食物也可以避免人体摄入过量的饱和脂肪酸，有利于预防和控制高血压。坚持低脂肪饮食，包括减少烹调油用量、避免食用肥肉、限制高胆固醇食物的摄入量等。

当心一勺油毁了全家健康

目前我国居民烹调油摄入量较多，这容易增加肥胖、高血压、血脂异常、糖尿病等疾病的发生风险。因此，要养成清淡饮食的习惯。每天油的摄入量应为 25～30 克，而且要多选用含不饱和脂肪酸的植物油。对于心血管疾病患者及心血管疾病高危人群来说，每人每天烹调油用量应该控制在 15～25 克。

一般来说，山茶油、橄榄油、亚麻籽油、大豆油、花生油、菜籽油等都是很好的植物油，可交替或混合食用。《中国居民膳食指南（2022）》也建议，“家里采购食用油时注意常换品种，食用油品种的多样化能给我们提供脂肪酸和营养平衡保障”。需要说明的是，混合食用并不是将几种油混在一起用。

使用烹调油量具

将每天应该食用的烹调油倒入量具内，能有效控制用油量。

合理选择烹饪方式

多采用蒸、煮、炖、焖、氽、凉拌等烹饪方式，少用油炸和油煎的方式。

多使用不粘锅、微波炉等炊具

合理使用炊具能帮助减少烹调油用量。

减少外出就餐频次

有些餐馆做的菜含有较多的油和盐，而且油的质量没有保障。

少用动物油

猪油、牛油、鸡油等动物油富含饱和脂肪酸和胆固醇，容易导致肥胖，饱和脂肪酸还是人体合成胆固醇的原料，很容易造成血脂异常，促使血压升高。而肥胖又会降低胰岛素的敏感性，使血糖升高，引发糖尿病。因此，为了健康着想，要少用动物油。

少吃油炸食品

油炸食品口感好、香味浓，对食用者有很大诱惑，容易过量食用。但油炸食品是高脂肪、高热量食品，过量食用容易造成热量过剩。此外，食物经反复高温油炸会产生多种有害物质，会对人体健康造成危害。

选择合适的肉类处理方法

烹饪肉类时尽量采用蒸、煮、涮等方式，既能减少用油量，又能减少脂肪的摄入。有些肉类可以通过加工处理来减少脂肪，如去除肉上附着的肥肉、肉皮等。

专家答疑 | 热点问题

坚持低脂饮食就是要长期吃素吗?

长期吃素，一味远离动物性食物，其实对健康不利。长期吃素易使体内的糖类、蛋白质、脂肪比例失衡，铁、锌、维生素 B_{12} 缺乏，容易造成消化不良、免疫力降低、内分泌和代谢功能紊乱，并导致营养不良和贫血。应建立正确的膳食观，在限盐的前提下做到饮食均衡，每天摄入一定的谷物、水果、蔬菜和动物性食物等，可以根据“中国居民平衡膳食宝塔（2022）”来规划自己的一日三餐。

方法 1

处理肉类时，最好先将附着在畜禽肉上的肥肉、筋膜、肉皮等剔除，然后再采用合适的方法烹饪。

方法 2

烹饪前，先将肉放入沸水锅中焯煮，去除肉中一部分不可见脂肪。经去脂处理后的肉可直接拌入调料食用（热拌）。

均衡营养——参照“平衡膳食金字塔”，安排一日三餐

平衡膳食是一种科学、合理的膳食习惯，它所提供的热量和各种营养素不仅全面，还能保持膳食供给和人体需要的平衡，既不过剩也不欠缺，并能照顾到不同年龄、性别、生理状态及各种特殊的情况。这也是养护心血管饮食的基础。推荐大家根据中国营养学会设计的“中国居民平衡膳食宝塔（2022）”安排日常膳食，获得更科学合理的营养饮食方案。

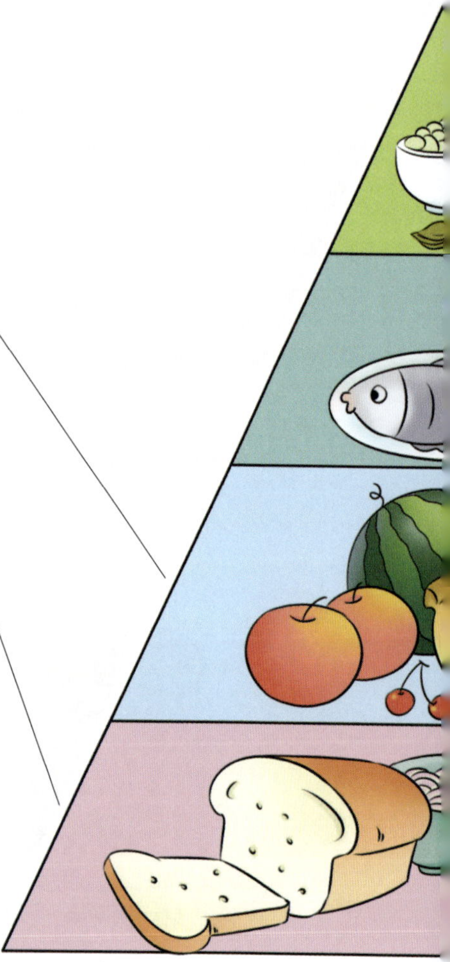

水果类

每人每天应摄取 200～350 克

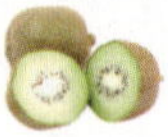

猕猴桃
2 个，250 克

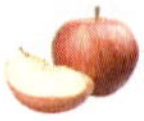

苹果
可食部分 80 克

谷薯类

每人每天应摄取 250～400 克

- 热量的主要来源 / 粗细搭配
- 谷类 200～300 克，其中全谷物和杂豆 50～150 克
- 薯类 50～100 克

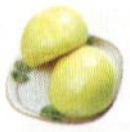

杂粮馒头
面粉 40 克 + 小米面 20 克

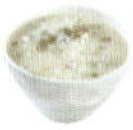

薏米绿豆粥
薏米 20 克 + 绿豆 20 克

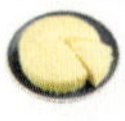

玉米面发糕
玉米面 20 克 + 面粉 30 克

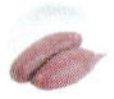

蒸紫薯
紫薯 100 克

水 1500～1700 毫升

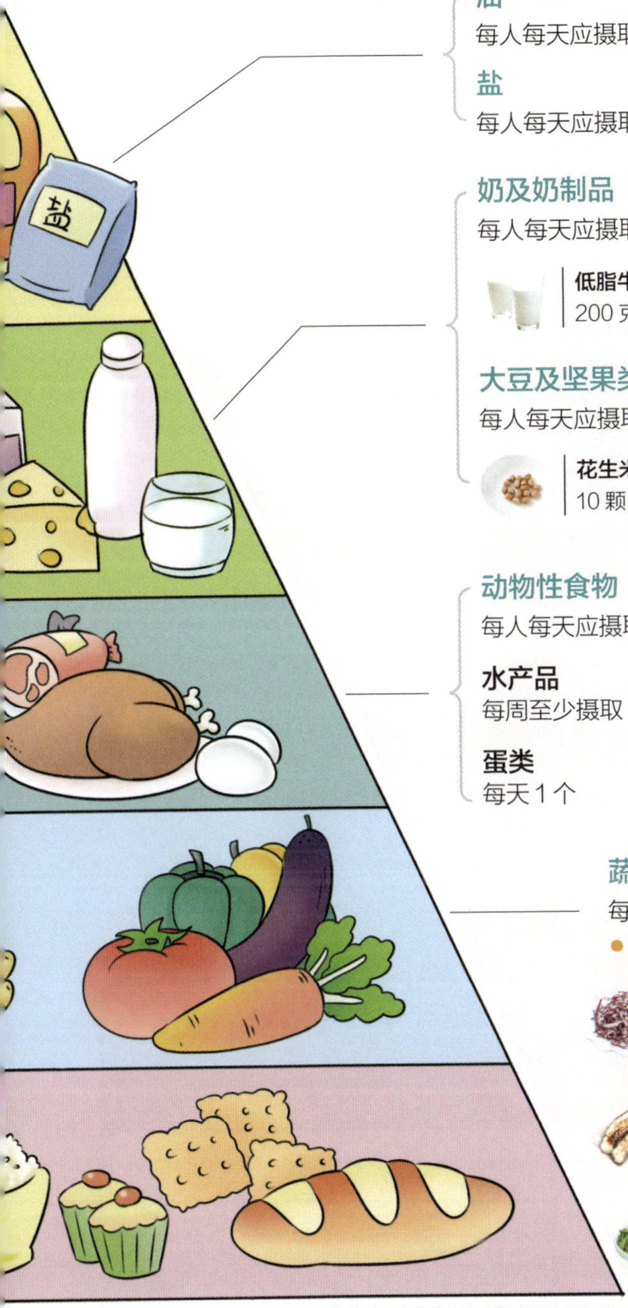

油

每人每天应摄取 25～30 克

盐

每人每天应摄取 5 克以下

奶及奶制品

每人每天应摄取 300～500 克

低脂牛奶
200 克

酸奶
100 克

大豆及坚果类

每人每天应摄取 25～35 克

花生米
10 颗，5 克

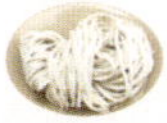

豆腐丝
20 克

动物性食物

每人每天应摄取 120～200 克

水产品

每周至少摄取 2 次

蛋类

每天 1 个

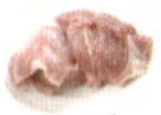

苦瓜肉片
猪瘦肉 40 克

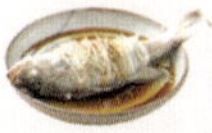

清蒸鱼
鲈鱼肉 75 克

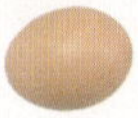

煮鸡蛋 1 个
可食部分约 50 克

蔬菜类

每人每天应摄取 300～500 克

- 深色蔬菜占一半

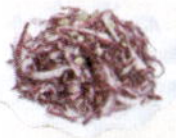

凉拌洋葱紫甘蓝
洋葱 50 克 +
紫甘蓝 50 克

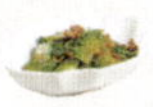

苦瓜肉片
苦瓜 80 克

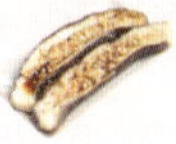

蒜泥茄子
茄子 100 克

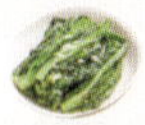

清炒莜麦菜
莜麦菜 80 克

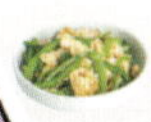

柿子椒炒鸡蛋
柿子椒 50 克

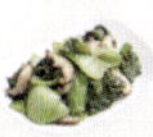

香菇油菜
油菜 80 克 +
干香菇 10 克

注：膳食宝塔推荐的每个类别下面有推荐的食物和分量，供大家参考，日常生活中可根据季节、喜好和地域来挑选适合自己的食物。

合理安排一日三餐，血压平稳不飙升

早餐要“全”，避免晨峰高血压

早餐是一天中最重要的一餐，对高血压人群来说更是如此。有研究发现，每天规律吃早餐者，高血压发生风险下降16%。早晨，人的血压较高，尤其是晨峰高血压患者血栓形成的危险性相对增加。坚持合理搭配早餐，不仅能均衡营养，还能预防晨峰高血压的发生。

早餐多样化，耐饥又营养

一顿营养丰富的早餐应该包括主食（提供碳水化合物），肉类、鸡蛋、牛奶等动物性食物（提供蛋白质、矿物质），以及新鲜蔬果（提供维生素、膳食纤维）。

降血压早餐好搭档

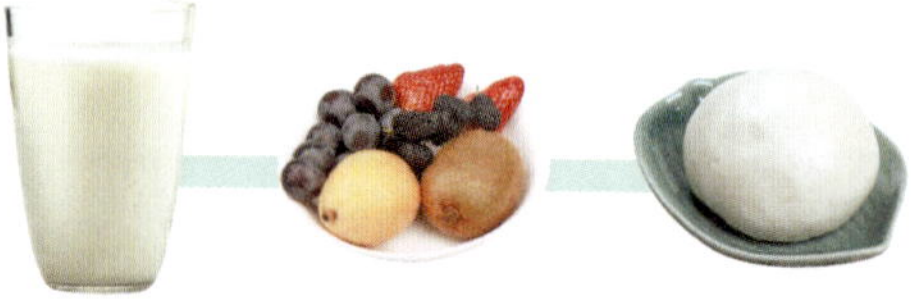

牛奶　　水果　　全麦食物

营养师支招

全麦馒头等全麦主食富含膳食纤维，可补充营养、帮助调节血压；牛奶富含优质蛋白质，有利于维持体内钠钙平衡，提高身体抵抗力；水果富含维生素和膳食纤维，有助于调节血压。

专家答疑 | 热点问题

什么是晨峰高血压？晨峰高血压有哪些危害？

晨峰高血压是对健康危害很大的一种血压波动类型，容易在清晨诱发心脑血管意外。这是一种清晨醒来后出现的血压快速大幅上升的现象。部分晨峰高血压表现为单纯清晨高血压，建议做动态血压监测，明确是否存在晨峰高血压。

午餐要“少而精”，稳定血压降血脂

有些人经常草草解决午餐，简单对付一下，如吃一碗面条，甚至吃点零食和水果就解决了。其实午餐更需要注重品质和营养均衡。

选择高膳食纤维蔬菜帮助排钠

膳食纤维对人体有着多方面的作用：首先，可以调节糖类和脂类代谢，有助于预防血糖和血脂出现异常；其次，能与胆盐结合，避免其合成为胆固醇沉积在血管壁上；此外，还有助于促进钠的排出，降低血压。

通常人们会在午餐中摄入较多的脂肪和盐分，为了避免这些成分过多地被人体吸收，就需要摄入适量的膳食纤维。建议午餐多选择海带、洋葱、西蓝花、香菇等高膳食纤维蔬菜。

低脂肪肉类是高血压患者的好选择

午餐中肉、蛋都可以有，但高血压患者最好选择低脂肪肉类，如鱼肉、去皮鸡肉、牛瘦肉、猪瘦肉等，远离猪五花肉、肥牛卷等高脂肪肉类。

降血压午餐好搭档

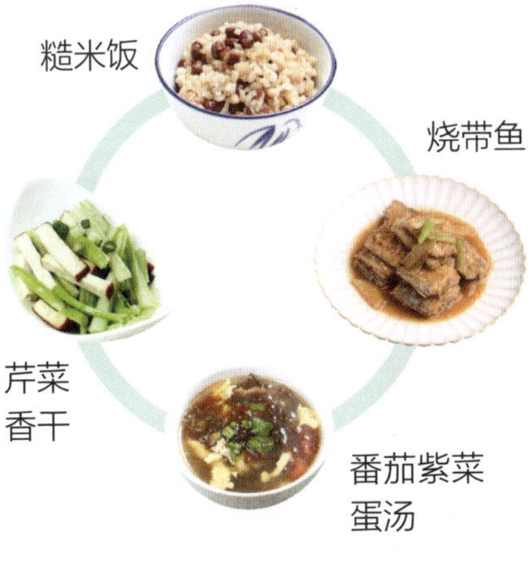

营养师支招

米饭中加入糙米后，膳食纤维和矿物质含量变得更丰富，更适合高血压患者食用；香干和带鱼富含优质蛋白质，适合高血压患者补充营养；芹菜富含膳食纤维和钾，有助于控制血压；番茄所含的芦丁和番茄红素有利于保护血管。

晚餐要“淡”，提防夜间高血压

高血压患者的饮食原则是清淡、少盐，尽量减少油脂的摄入。保持晚餐清淡，有助于预防夜间高血压的发生。

晚餐可选择凉拌菜或生拌菜

高血压患者晚餐可以选择凉拌菜或者生拌菜。适合凉拌、生拌的菜往往气味清新，口感清脆，加少量调味料调拌后，不仅清淡、少盐，减少了油脂的摄入，而且营养丰富。

晚餐少进食主食与肉类

主食是人体热量的主要来源，人们在晚餐后通常进入休息状态，热量消耗较少，因此晚餐要少进食主食。另外，晚餐进食总量也要少。

晚餐过多进食肉类，会增加肠胃负担，影响睡眠，尤其是过多进食富含饱和脂肪酸的肉类，会促进体内胆固醇的合成，大量胆固醇沉积在血管壁上，容易引起动脉粥样硬化。科学实验证明，晚餐过多进食肉类的人，比经常进食素食的人血脂要高，而患高血压、肥胖症的人如果晚餐爱吃荤食，害处则更大。因此，晚餐一定要少吃高脂肪肉类，多摄入新鲜蔬菜。

降血压晚餐好搭档

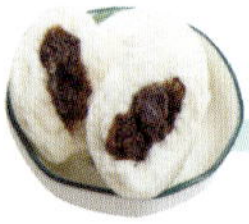
红豆包

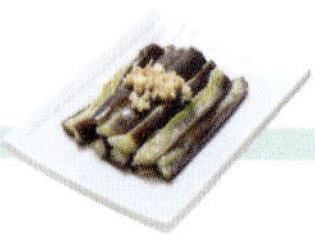
清蒸茄子

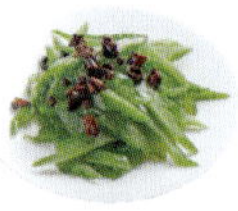
凉拌苦瓜

营养师支招

红豆包富含膳食纤维；茄子富含芦丁，有助于降压；苦瓜富含钾，有助于排钠。

专家答疑 | 热点问题

什么是夜间高血压？
夜间高血压有哪些危害？

《欧洲高血压学会/欧洲心脏病学会高血压管理指南》指出，夜间（或睡眠）收缩压≥120 mmHg或舒张压≥70 mmHg，可以认定为“夜间高血压”。研究发现，夜间高血压对重要器官和心血管事件的影响更甚于普通高血压，因此应更加重视。

高血压特殊人群怎么吃

老年高血压患者怎么吃

消化功能减弱，每餐七成饱、食物软温烂

老年人的消化功能不比年轻人，饮食过饱或食物太硬都易引起消化不良。同时，吃得过饱会影响心肺的正常功能。另外，消化食物时大量的血液集中到消化道，心、脑供血相对减少，易引发脑卒中。所以老年人应该少食多餐，避免暴饮暴食，食物要软、温、烂。

老年人味觉功能下降，更要警惕隐形盐

随着年龄的增长，老年人的味觉功能逐渐下降，对味道的敏感性也下降了，容易在不知不觉中摄入过多的盐。

因此，建议老年人多加警惕，避免摄入太多盐，尤其要警惕隐形盐，如酱油、味精、鸡精、蚝油、豆瓣酱、辣酱等高钠调味品，以及面包、饼干、蛋糕、点心、冰激凌、奶酪等甜品中都有隐形盐。

此外，不仅是老年人，所有高血压患者都要警惕隐形盐！

老年人易缺钙，适当补钙对控血压更有利

老年人胃酸分泌减少，消化功能减弱，易造成钙的吸收、储备和利用能力减退。若患有其他疾病或服用药物也可能影响钙的吸收和代谢。另外，老年人体内合成维生素 D 的能力也逐渐降低，使得老年人更易缺钙。

适当补钙不仅有助于强健骨骼，还有助于保持血压稳定。若老年人的血钠过高、血钙又过低，其血压就会明显上升。因此，摄入富含钙的食物有助于维持血压稳定。

妊娠高血压患者怎么吃

控制热量摄入，避免孕期体重增加过快

孕妇一定要控制食物的摄入量，不能过量进食，特别是，要远离高糖、高脂肪食物，如果孕期饮食上不加限制，会使胎儿生长得过大，给以后的分娩带来一定困难。热量摄入过多还易导致孕妇体重增加过快，肥胖是导致妊娠高血压的重要因素。饮食调整可帮助孕妇控制体重。孕早期无须特别增加热量摄入，孕中、晚期可在未孕状态 1800 千卡热量的基础上，每天分别增加 300 千卡、450 千卡热量。

适当增加优质蛋白质的摄入

患妊娠高血压的孕妇，尤其是重度患者，由于尿中丢失蛋白过多，常伴有低蛋白血症。因此，应及时摄入优质蛋白质，以保证胎儿的正常发育。每日补充的蛋白质要以优质蛋白质为主，每千克标准体重蛋白质摄入量以 1 克为宜。需要注意的是，如果并发肾功能不全，则应限制蛋白质的摄入。

专家答疑 | 热点问题

钙、铁可以同时补充吗？

孕妇在吃富含铁的食物或服用铁剂时，不要同时服用钙剂或含钙的抗酸剂。这是因为钙会影响身体对铁的吸收。在服用铁剂时也不要喝牛奶，否则牛奶中的钙、磷会阻碍铁吸收。

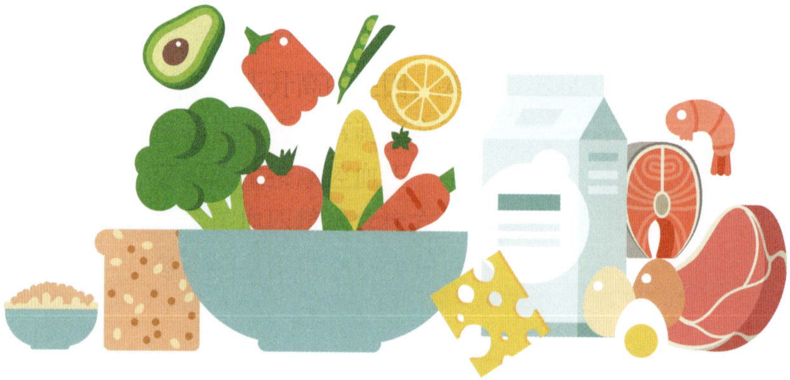

儿童高血压患者怎么吃

饮食原则：三高三低

儿童高血压患者除需补充优质蛋白质外，还应遵循“三高三低”的饮食原则，即高维生素、高膳食纤维、高钙，低盐、低脂、低糖。具体来说，就是在日常饮食中应多吃新鲜蔬果以及豆制品、鱼肉、牛奶等富含钙的食物；饮食宜清淡少盐，每日盐的摄入量应严格控制，少吃油腻、辛辣、过咸、过甜的食物。

少吃一口饿不着，别过量饮食

肥胖是高血压的诱因之一。临床发现，体重超过正常值 20% 的孩子，尤其是体重增长速度超过身高增长速度的孩子，更易患高血压。这一点应该引起家长们的重视，要谨防孩子饮食过量。

孩子正处于长身体的阶段，需要多吃一些，于是有些家长总是担心孩子吃不好、吃得少，想方设法让孩子多吃。但事实上，对于现在的孩子来说，营养过剩的问题比营养不足的问题更严重。因此，家长更应担心的不是孩子吃不饱、吃不好，而是孩子过量饮食、错误饮食。记住，肥胖是一口一口吃成的！

尽量远离含糖饮料

碳酸饮料和各类果汁是孩子们喜欢的饮料，这些饮料的含糖量都非常高，饮用后会额外获得不少热量，进而影响孩子正餐的进食量。长此以往，不仅容易造成孩子蛋白质、维生素、矿物质摄入不足，还可能引发肥胖、儿童高血压等病症。

家长应避免让碳酸饮料和果汁上餐桌。孩子特别想喝含糖饮料时，可为其自制少量果汁或蔬菜汁。

专题 “江南饮食”模式，符合中国人的胃口又控血压

《中国居民膳食指南科学研究报告（2021）》中提到，江南地区膳食可以作为东方健康膳食模式的代表。江南饮食崇尚自然，顺应时序，不时不食，口味上“主清淡、尚本味、重养生”，适合用来预防高血压等慢性疾病。

早餐

鲜牛奶
300 克

香菇猪肉包子
面粉 50 克，鲜香菇、猪瘦肉各 30 克，油菜心 60 克

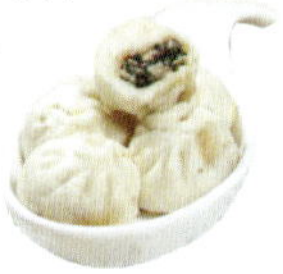

番茄炒蛋
番茄 50 克，鸡蛋 1 个（约 50 克）

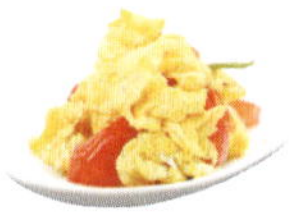

低盐小妙招：做包子时，选用酵母发面法制作，不要使用食用碱发面，因为食用碱的主要成分是碳酸氢钠或碳酸钠，会增加钠盐的摄入。番茄本身有酸味，可口开胃，所以做番茄炒蛋时可以少放盐。

午餐

杂粮饭
大米、糙米、小米、红豆、绿豆各 30 克

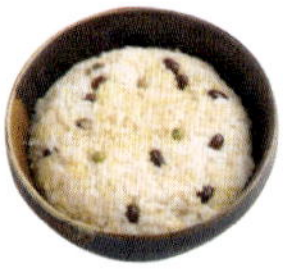

冬瓜烩虾仁
虾仁 20 克，冬瓜 50 克

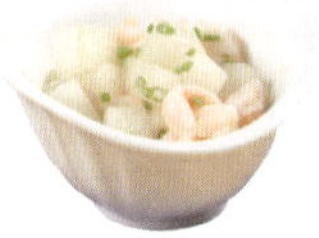

什锦西蓝花
西蓝花、菜花各 50 克，胡萝卜 20 克

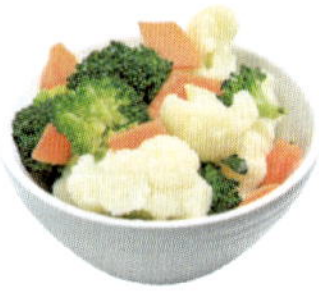

莲藕鸭肉汤
鸭肉 30 克，莲藕 50 克

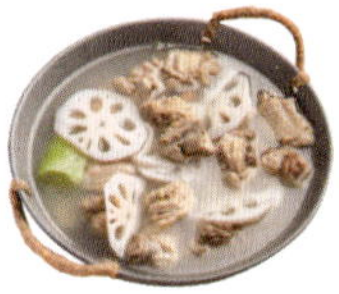

低盐小妙招：烹制冬瓜时应清淡，出锅前加少许盐即可。

晚餐

发面饼
面粉 50 克

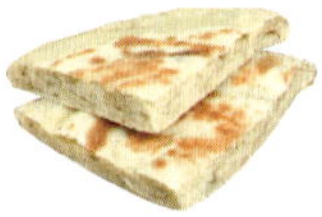

清蒸鲈鱼
鲈鱼 50 克，鲜香菇 20 克，红彩椒 15 克

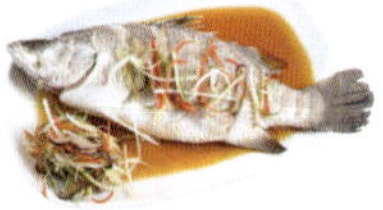

松仁玉米
玉米粒 50 克，松仁 30 克，柿子椒、红彩椒各 10 克

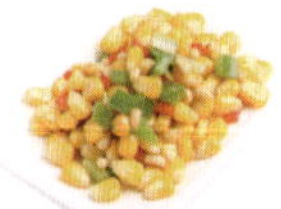

小白菜肉丸汤
小白菜 50 克，猪瘦肉 20 克，蛋清适量

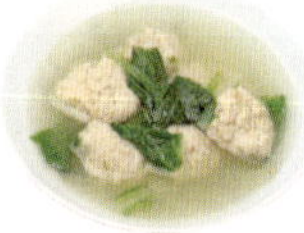

低盐小妙招：做清蒸鲈鱼，可在出锅前淋入少量酱油而不放盐。

第三章

精选16种降血压食材，家常便饭控血压

五谷杂粮

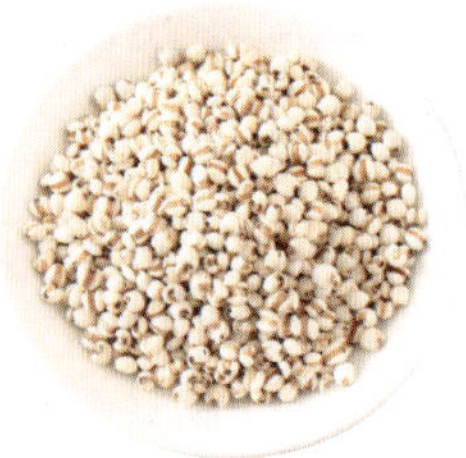

薏米

健脾除湿，利水消肿

控血压关键词	膳食纤维、B 族维生素

性味归经

性凉，味甘、淡；归脾、肺、胃经

推荐用量

每天宜吃 30 克

营养吃法

煮粥、蒸饭、炖汤

主要营养成分

热量	361 千卡
脂肪	3.3 克
蛋白质	12.8 克
糖类	71.1 克

每 100 克营养含量

人群须知

推荐人群：糖尿病、高血压患者；关节炎、急慢性肾炎水肿患者。

慎食人群：遗精、遗尿者。

控血压原理

薏米富含 B 族维生素、膳食纤维等营养成分，可促进代谢；薏米具有较好的降脂祛湿、健脾养胃、清热润肺等功效，尤其适合肥胖的高血压患者食用。

这样吃控血压

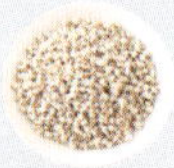

薏米 + 

南瓜 ▶ 促进消化，控血压

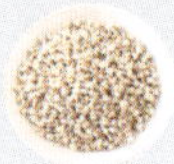

薏米 + 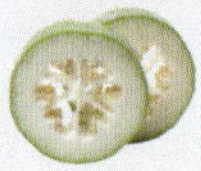

冬瓜 ▶ 健脾祛湿，降脂控压

食用小窍门

薏米本身的口感较粗糙，打成米糊或煮粥，不仅口感好，也更易吸收。

温馨提示

煮薏米粥时，先用大火把水烧开，放入泡好的薏米，再用小火慢熬，这样熬出的粥又香又糯，特别好喝。

南瓜薏米饭

材料 南瓜300克，薏米150克，大米100克。

做法

❶ 南瓜洗净，去皮去子，切成小丁；薏米洗净，浸泡3小时，煮熟；大米洗净。

❷ 将大米、熟薏米、南瓜丁和适量沸水放入电饭锅中，按下“煮饭”键，至电饭锅提示米饭煮好即可。

营养小贴士

南瓜可健脾益胃、促进消化；薏米可降脂祛湿、健脾胃。二者搭配可以促进消化，控血压。

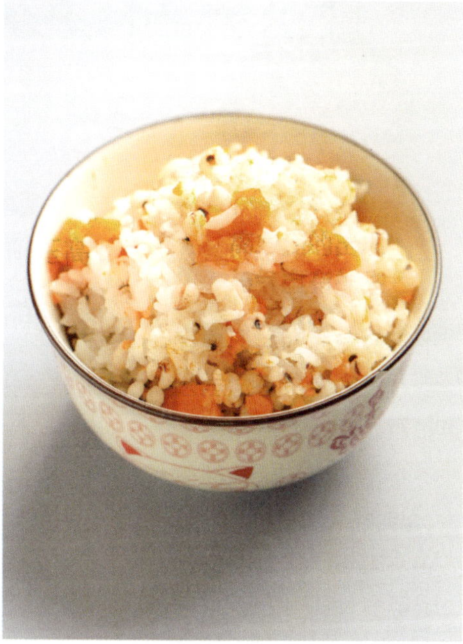

冬瓜薏米瘦肉汤

材料 薏米50克，冬瓜200克，猪瘦肉150克。

调料 葱段、姜片各10克，盐、香油各适量。

做法

❶ 薏米淘洗干净，用清水浸泡3小时；冬瓜去瓤去子，洗净，带皮切成块；猪瘦肉洗净，切块。

❷ 砂锅置火上，放入葱段、姜片、薏米、瘦肉块，倒入适量清水，大火烧开后转小火煮1小时，加入冬瓜块煮至透明，用盐调味，淋上香油即可。

营养小贴士

此汤营养丰富，有助于去除体内湿气，消脂控压。

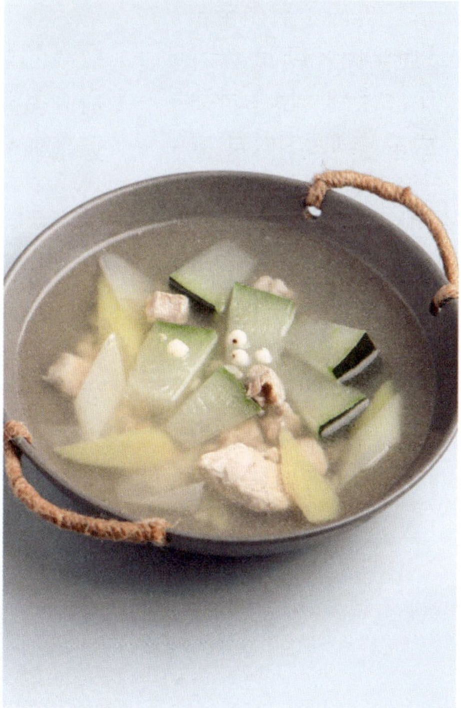

注：本书所有食谱的量为2~3人份。

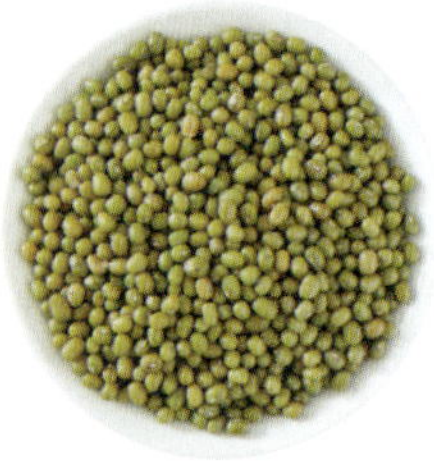

绿豆

清肝降火，利水消肿

控血压关键词	钾

性味归经

性寒，味甘；归心、胃经

推荐用量

每天宜吃 25 克

营养吃法

煮粥、蒸饭、煲汤

主要营养成分

热量	329 千卡
脂肪	0.8 克
蛋白质	21.6 克
糖类	62.0 克

每 100 克营养含量

人群须知

推荐人群：热性体质者；高血压患者；在有毒环境下工作者。

慎食人群：脾胃虚寒者以及泄泻者。

控血压原理

绿豆性寒，可以平抑肝火，改善肝阳上亢引起的高血压；绿豆富含钾，有利尿功效，可以促进钠排出，从而减小血液对血管壁的压力，起到辅助控压的作用。

这样吃控血压

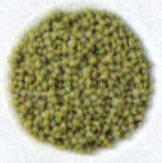
绿豆
+
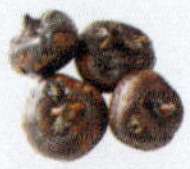
荸荠
▶ 清热生津，辅助降压

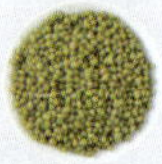
绿豆
+
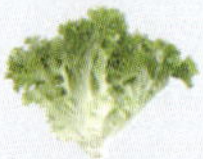
生菜
▶ 减脂控压

食用小窍门

煮绿豆粥时应不时地用汤勺搅拌一下，以免煳锅，加入荷叶、菊花，控压减脂效果会更明显。

温馨提示

煮绿豆忌用铁锅。绿豆的皮中所含的鞣质遇铁后会发生化学反应，生成的物质会使绿豆的汤汁颜色变深，影响味道及消化吸收。

荸荠绿豆粥

材料 荸荠150克，绿豆50克，大米30克。

调料 冰糖、柠檬汁各适量。

做法

1. 荸荠洗净，去皮，切碎；绿豆洗净，浸泡4小时后蒸熟；大米淘洗干净，浸泡30分钟。
2. 锅置火上，倒入荸荠碎、冰糖、柠檬汁和清水，煮成汤水。
3. 另取锅置火上，倒入适量清水烧开，加大米煮熟，加入蒸熟的绿豆稍煮，倒入荸荠汤水搅匀即可。

营养小贴士

绿豆和荸荠一起食用，有清肝火的功效，可以平抑肝阳，有助于防止血压升高。

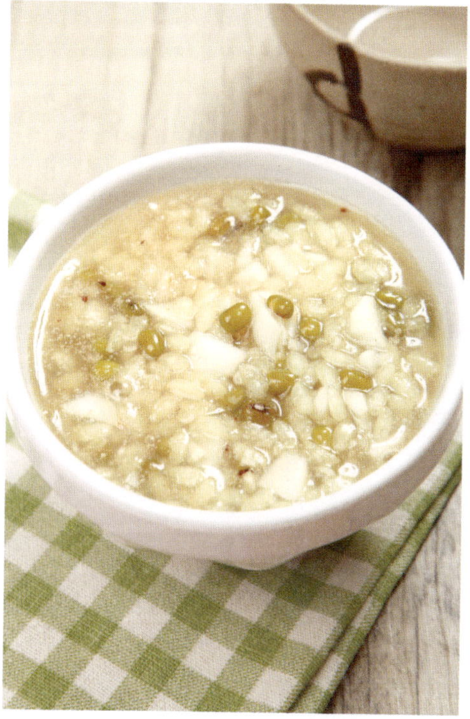

绿豆煎饼馃子

材料 绿豆面、生菜各50克，面粉150克，鸡蛋3个（约150克）。

调料 甜面酱、葱花各适量。

做法

1. 绿豆面、面粉混合均匀后，边搅拌边加入适量水，搅至面糊均匀；生菜洗净，撕小片。
2. 平底锅刷薄薄一层油，向锅内舀入适量面糊，均匀摊开至薄薄一层，调小火。
3. 面糊凝固后，加入一个鸡蛋，使蛋液均匀铺在面饼上面，翻面，煎至饼熟。
4. 饼上有鸡蛋的一面撒上葱花，涂上甜面酱，卷入生菜片即可。

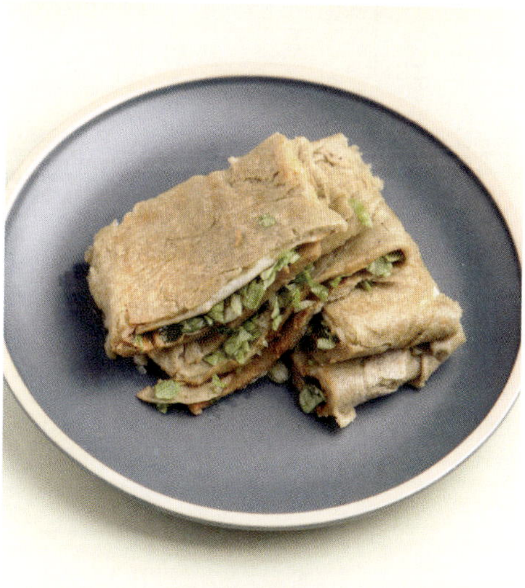

营养小贴士

绿豆含钾丰富，有利尿排钠的功效；生菜富含膳食纤维。二者搭配食用，有助于控制血压。

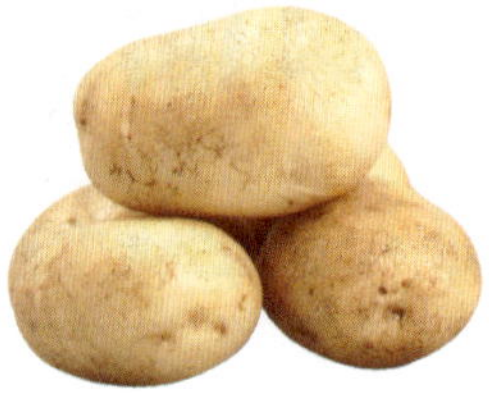

土豆 | 促进钠排出

控血压关键词 钾

性味归经

性平，味甘；归胃、大肠经

推荐用量

每天宜吃 100 克

营养吃法

蒸煮、凉拌、清炒

主要营养成分

热量	81 千卡
脂肪	0.2 克
蛋白质	2.6 克
糖类	17.8 克

每 100 克营养含量

人群须知

推荐人群：胃病、湿疹、便秘患者。

慎食人群：糖尿病患者。

控血压原理

土豆富含钾（每 100 克土豆中的钾含量高达 347 毫克），有助于将钠排出体外，防止血压升高。

这样吃控血压

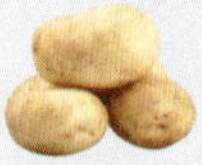
土豆
+
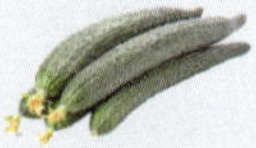
黄瓜
▶ 消脂降压

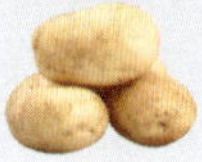
土豆
+

醋
▶ 护血管，控血压

食用小窍门

土豆洗净后，带皮切成圆片放入锅中，加入水，煮开后撇去浮沫，转小火煮 1 小时，再用滤纸过滤煮好的土豆汁，早晚各饮用 1 杯，对血钾低者或高血压患者有益。

温馨提示 吃土豆后可适当减少米面等主食的摄入，这样就不会摄入过多热量。

土豆拌小萝卜黄瓜

材料 土豆150克，小萝卜、黄瓜各100克。

调料 橄榄油5克，醋、胡椒粉各适量，盐1克。

做法

❶ 土豆洗净去皮，切小块，用清水浸泡5分钟后，用沸水煮熟；小萝卜和黄瓜洗净，切块。

❷ 土豆块、小萝卜块、黄瓜块一起放入碗中，加橄榄油、醋、盐、胡椒粉搅拌均匀即可。

营养小贴士

土豆含钾丰富，黄瓜有利尿功效。二者搭配食用，可促进钠代谢，有助于控制血压。

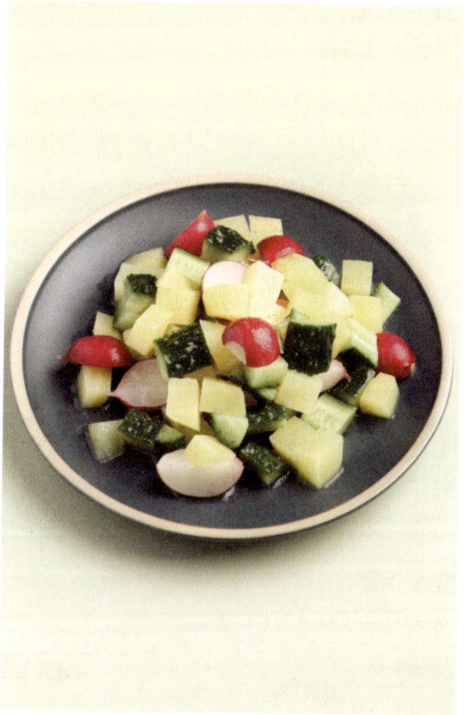

醋熘土豆丝

材料 土豆300克。

调料 盐2克，醋、葱段各10克，花椒、干辣椒段各适量。

做法

❶ 土豆洗净去皮，切细丝，放入凉水中浸泡5分钟，沥干水分。

❷ 锅内放油烧热，放入花椒炸至表面开始变黑，捞出，放入干辣椒段、葱段、土豆丝翻炒5分钟，淋上醋，加盐调味即可。

营养小贴士

醋和土豆丝搭配，既能增加菜肴的风味，又能减少盐的用量，有助于控血压。

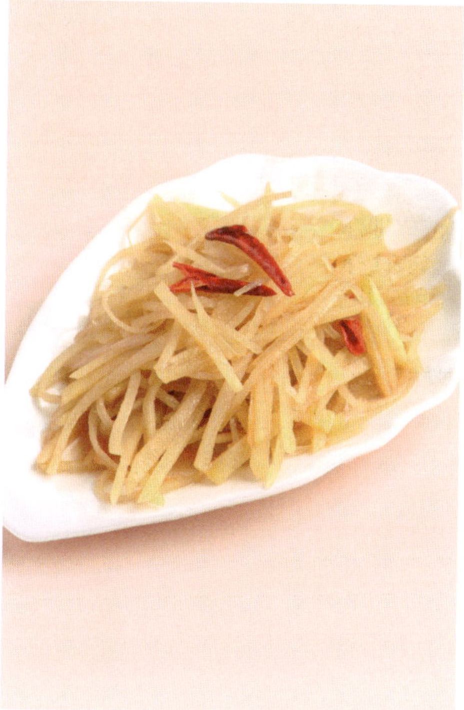

蔬菜

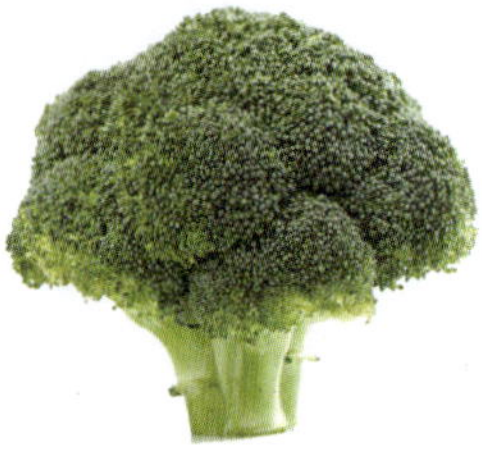

西蓝花 | 抗氧化，保护血管

控血压关键词：维生素 C、膳食纤维

性味归经

性平，味甘；归肾、脾、胃经

推荐用量

每天宜吃 50 ~ 100 克

营养吃法

凉拌、炒食

主要营养成分

热量	27 千卡
脂肪	0.6 克
蛋白质	3.5 克
糖类	3.7 克

每 100 克营养含量

人群须知

推荐人群：便秘者；血糖、血脂、血压偏高者。

慎食人群：西蓝花过敏者。

控血压原理

西蓝花中维生素 C 和膳食纤维的含量都很高，它们具有抗氧化作用，可清除自由基，保护血管，有助于调控血压。

这样吃控血压

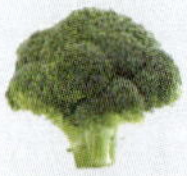
西蓝花
+
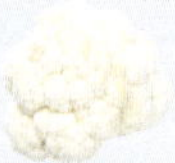
菜花
▶ 降低胆固醇

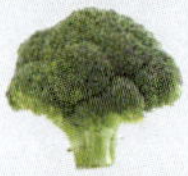
西蓝花
+
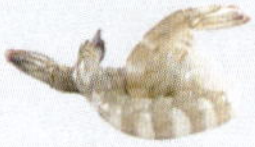
虾仁
▶ 补钙，保护血管

食用小窍门

西蓝花可搭配紫甘蓝、萝卜等蔬菜一起食用，能促进人体对营养的吸收。

温馨提示 焯烫西蓝花时，时间不宜太长，否则会失去脆感和鲜艳的色泽，营养也会大打折扣。

双色菜花

材料 西蓝花、菜花各 150 克。

调料 蒜片、盐各适量。

做法

❶ 西蓝花和菜花洗净，掰成小朵，放入开水锅中焯烫，捞出过凉备用。

❷ 锅中放油烧热，加蒜片爆香，放入焯好的西蓝花和菜花，加盐，翻炒均匀即可。

营养小贴士

西蓝花和菜花中的黄酮类化合物能清除血管壁沉积的胆固醇，防止血小板凝集，有助于降低血胆固醇含量，常食有利于调节血压。

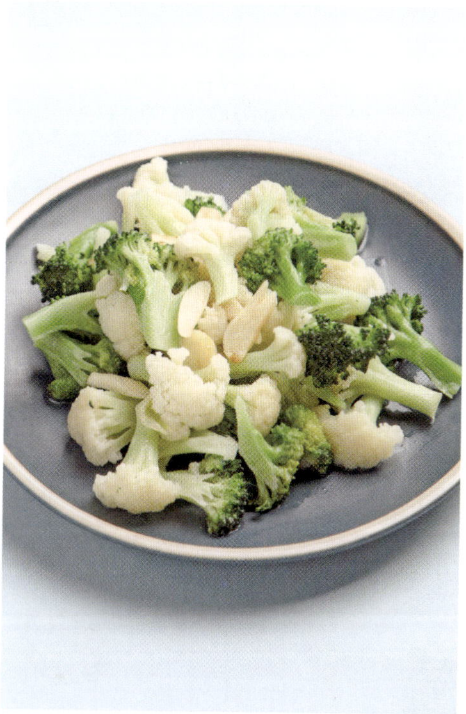

西蓝花炒虾仁

材料 西蓝花 150 克，虾仁 100 克。

调料 蒜末、料酒各适量，盐 2 克。

做法

❶ 西蓝花洗净，掰成小朵，放入加盐的沸水中焯烫，捞出沥水；虾仁洗净。

❷ 锅内倒油烧热，放入蒜末炒香，加虾仁，中火拌炒，待虾仁变色后，淋上少许料酒，放入西蓝花，用大火迅速爆炒，加盐调味即可。

营养小贴士

西蓝花可单独清炒，也可和虾仁、牛肉、菜花、木耳等一起炒食，不仅营养丰富，而且很美味。

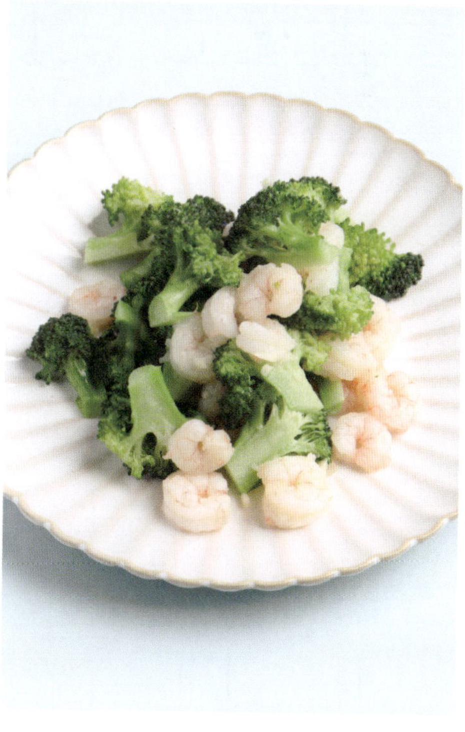

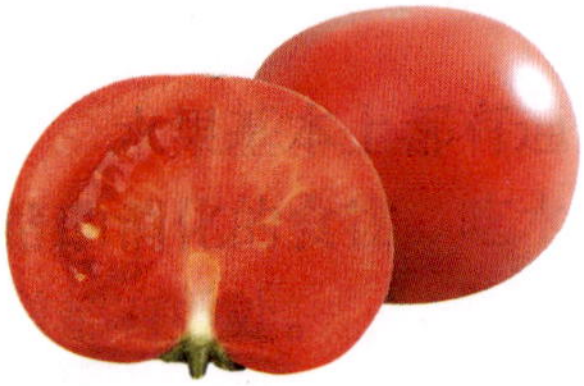

番茄

保护血管，利尿排钠

控血压关键词：芦丁、番茄红素、钾

性味归经

性凉，味甘、酸；归肝、肺、胃经

推荐用量

每天宜吃 100 克

营养吃法

生食、做汤、炒食

主要营养成分

热量	15 千卡
脂肪	0.2 克
蛋白质	0.9 克
糖类	3.3 克

每 100 克营养含量

人群须知

推荐人群：肥胖症患者；高胆固醇血症患者；前列腺炎患者。

慎食人群：脾胃虚寒者。

控血压原理

番茄有生津止渴、清热解毒、凉血平肝的作用；番茄中的钾有排钠利尿的作用；番茄所含的芦丁和番茄红素有助于保护血管。

这样吃控血压

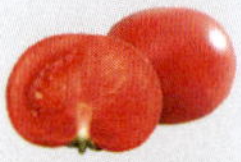

番茄

+

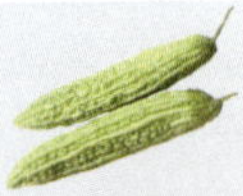

苦瓜

▶ 护血管，控血压

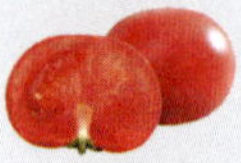

番茄

+

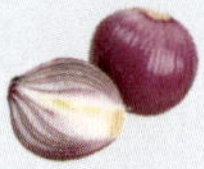

洋葱

▶ 降脂控压

食用小窍门

番茄可以单独榨汁，也可以搭配黄瓜、橙子、柠檬等蔬果一起榨汁饮用，以补充维生素 C、钾等物质，辅助控血压。

温馨提示

番茄烹饪时间不宜过长，否则会造成维生素的流失，不利于营养吸收。

苦瓜番茄玉米汤

材料 苦瓜、番茄各100克，玉米半根（100克）。

调料 盐2克，香油少许。

做法

❶ 苦瓜洗净，去瓤，切段；番茄洗净，切大片；玉米洗净，切小段。

❷ 将玉米段、苦瓜段放入锅中，加适量水没过材料，大火煮沸后转小火炖10分钟，加入番茄片继续炖煮，待玉米段完全煮软后，加盐、香油调味即可。

营养小贴士

玉米可预防胆固醇沉积在血管壁；苦瓜含钾，有利于钠的排出；番茄含番茄红素，有抗氧化作用。

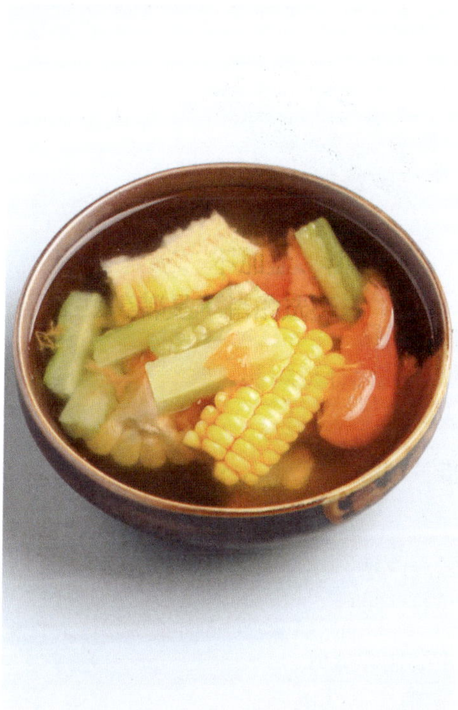

凉拌番茄

材料 番茄300克，洋葱、黄瓜各50克，熟花生米20克。

调料 香菜段、蒜末各10克，盐2克。

做法

❶ 番茄、洋葱、黄瓜分别洗净，切片。

❷ 将番茄片、洋葱片、黄瓜片、香菜段、熟花生米盛入盘中，加入蒜末和盐，拌匀即可。

营养小贴士

切后的洋葱不要用水冲洗，以免大蒜素和水溶性维生素流失。

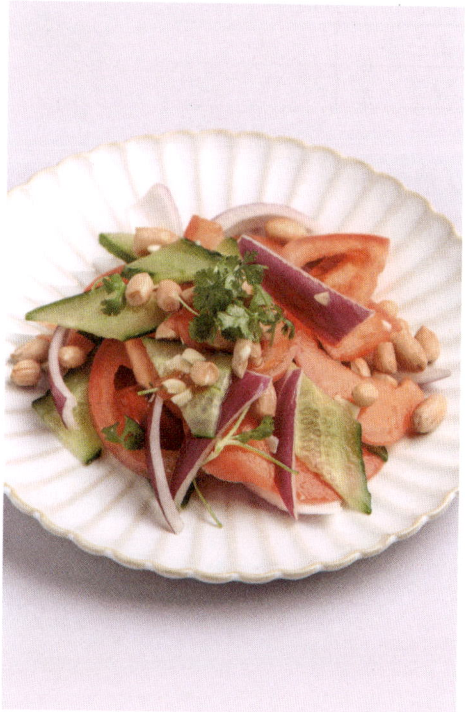

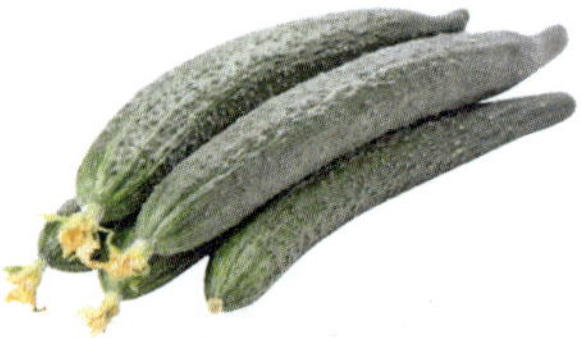

黄瓜

清热利水

控血压关键词	钾、异槲皮苷

性味归经

性凉，味甘；归脾、胃、大肠经

推荐用量

每天宜吃 100 克

营养吃法

生食、凉拌

主要营养成分

热量	16 千卡
脂肪	0.2 克
蛋白质	0.8 克
糖类	2.9 克

每 100 克营养含量

人群须知

推荐人群：热病患者；高血压、血脂异常患者。

慎食人群：脾胃虚寒、腹痛腹泻者。

控血压原理

黄瓜有清热、利水、消肿的作用；黄瓜所含的钾、异槲皮苷有较好的利尿作用，可辅助控血压。

这样吃控血压

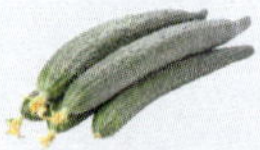

黄瓜

\+

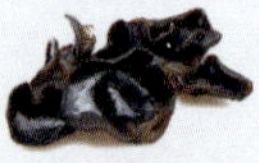

木耳

▶ 清热解毒，控血压

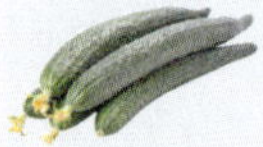

黄瓜

\+

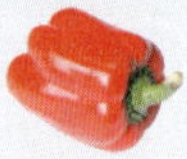

彩椒

▶ 润肠通便

食用小窍门

鲜黄瓜可以像水果一样，洗净直接生吃；代替水果食用，可以减少糖分摄入，有利于控制体重。

温馨提示

黄瓜皮中所含的异槲皮苷有较好的利尿作用，可起到辅助降血压的功效。所以，吃黄瓜时最好不要削皮。

木耳拌黄瓜

材料 黄瓜250克，水发木耳100克。

调料 醋、白糖各适量。

做法

1. 黄瓜去蒂洗净，切丝；木耳去杂质洗净，切丝，入沸水中焯烫至熟。
2. 小碗中放入醋、白糖调匀，制成调味汁。
3. 木耳丝放入黄瓜丝盘内，食用时浇上调味汁拌匀即可。

营养小贴士

做凉拌黄瓜，可用蒜末、醋、香油替代盐，这样不仅可以减少盐的用量，还能提升黄瓜口感。

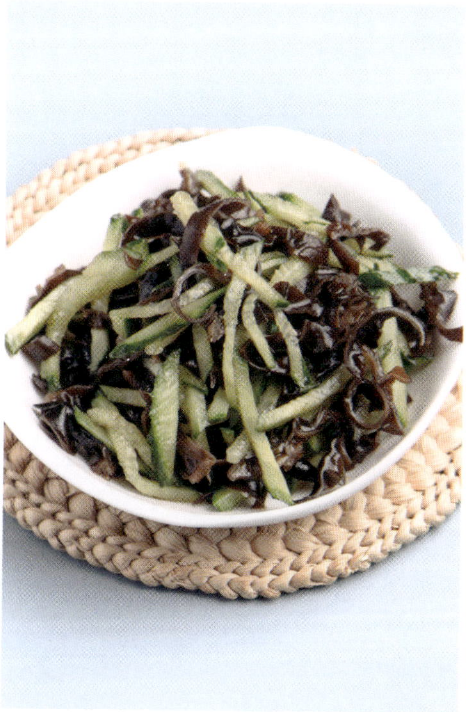

彩椒炒黄瓜

材料 黄瓜250克，红彩椒50克。

调料 葱花5克，盐2克。

做法

1. 红彩椒洗净，去蒂除子，切块，放入沸水中焯烫一下；黄瓜去皮，洗净，切小块。
2. 炒锅置火上倒入油，待油烧至六成热时，放入葱花炒香，倒入红彩椒块和黄瓜块翻炒3分钟，用盐调味即可。

营养小贴士

有些黄瓜发苦，特别是尾部。这是因为黄瓜含有较多葫芦素所致。葫芦素对人体有一定毒性，所以苦味的黄瓜尽量不要吃。

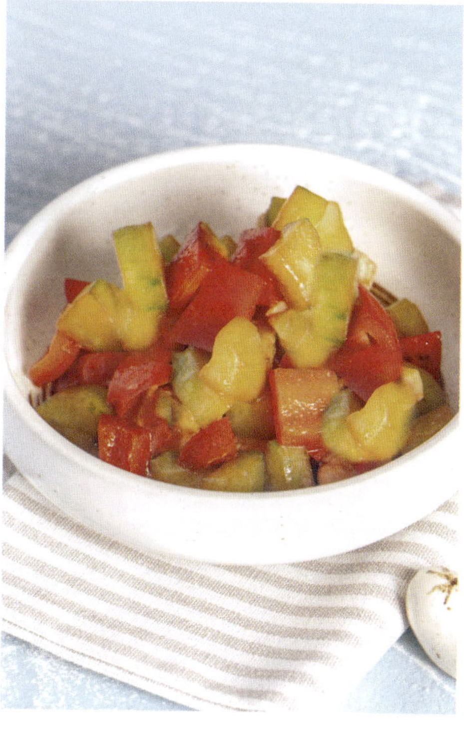

水果

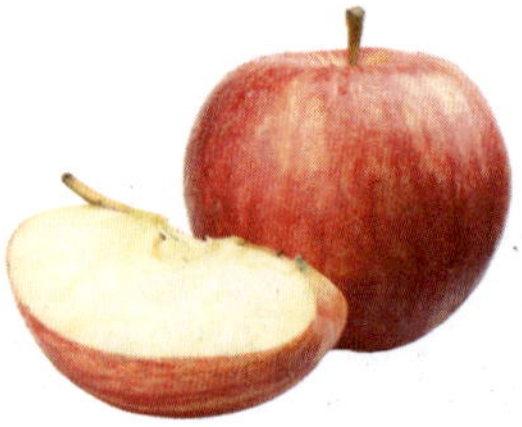

苹果 | 健脾消食，辅助降压

控血压关键词 钾、膳食纤维

性味归经

性凉，味甘、酸；归脾、胃、肺经

推荐用量

每天宜吃1个

营养吃法

生食、榨汁、做沙拉

主要营养成分

热量	53千卡
脂肪	0.2克
蛋白质	0.4克
糖类	13.7克

每100克营养含量

人群须知

推荐人群：高血压、血脂异常患者；肥胖症患者；便秘患者。

慎食人群：溃疡性结肠炎患者。

控血压原理

苹果富含钾，常吃可以促进身体排钠，对软化血管、控血压有益；苹果还富含膳食纤维，可以促进消化，防止便秘。

这样吃控血压

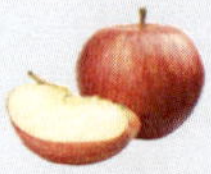

苹果 + 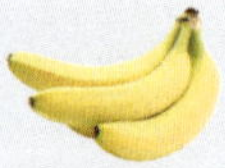

香蕉 ▶ 补钾控压

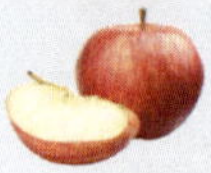

苹果 + 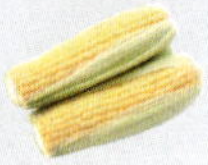

玉米 ▶ 减肥降脂，控压

食用小窍门

苹果洗净后可直接生吃，吃时要细嚼慢咽，这样不仅有助于消化，更有助于营养吸收；吃苹果可以不去皮，带皮的苹果膳食纤维含量远高于削皮的苹果。

温馨提示 饭后最好不要马上吃苹果，否则会影响消化，容易出现腹胀等不适感。应该饭后1小时再吃。

香蕉苹果豆浆

材料 黄豆60克，苹果80克，香蕉50克。

做法

❶ 黄豆洗净后用清水浸泡8~12小时；苹果洗净，去皮除核，切小块；香蕉去皮，切小块。

❷ 将上述食材倒入全自动豆浆机中，加水至上下水位线之间，按下“豆浆”键，煮至豆浆机提示豆浆做好即可。

营养小贴士

苹果可以促进消化，防止便秘；香蕉可润肠通便；黄豆富含优质蛋白质，有助于养护血管、调控血压。

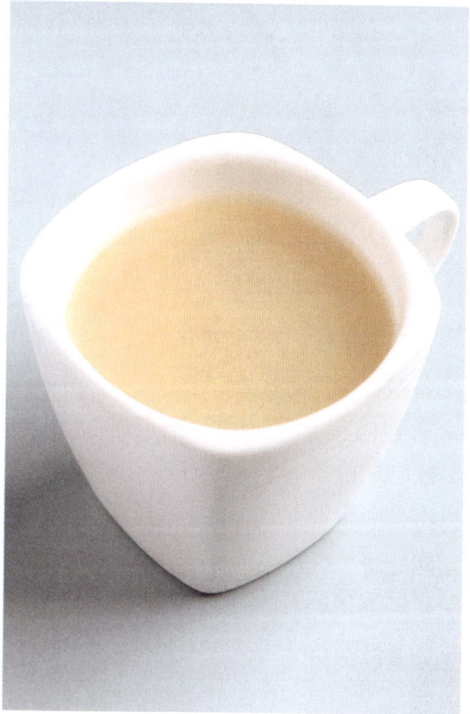

玉米苹果沙拉

材料 苹果、玉米粒各200克，柠檬50克，酸奶30克。

调料 盐1克。

做法

❶ 玉米粒洗净煮熟；柠檬挤汁；苹果洗净，去皮除核，切小丁，放入加盐和柠檬汁的冰水中浸泡3~5分钟，沥干备用。

❷ 将处理好的苹果丁、玉米粒一起放入碗中，加酸奶拌匀即可。

营养小贴士

苹果富含钾，可以促进身体排钠；玉米富含膳食纤维，有助于保护血管；柠檬富含维生素C和芦丁，能增强血管弹性，有助于预防高血压。

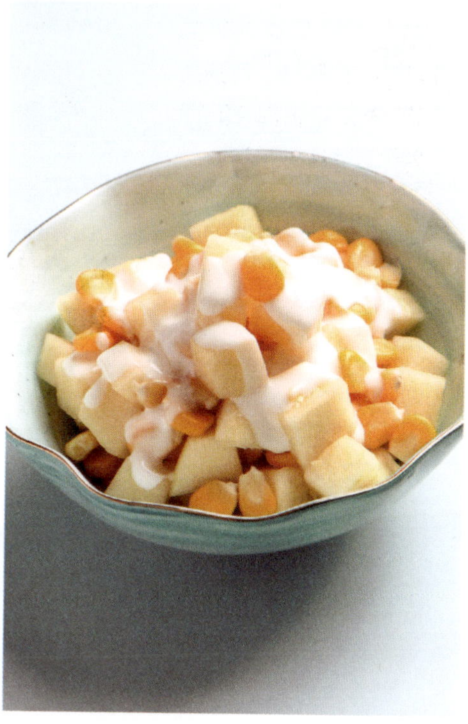

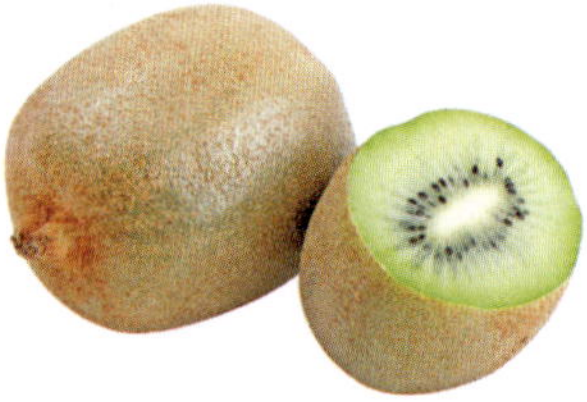

猕猴桃

抗氧化，通便利尿

控血压关键词	叶黄素、钾、维生素 C

性味归经

性寒，味甘、酸；归脾、胃经。

推荐用量

每天宜吃 1 个

营养吃法

生食、凉拌、榨汁

主要营养成分

热量	61 千卡
脂肪	0.6 克
蛋白质	0.8 克
糖类	14.5 克

每 100 克营养含量

人群须知

推荐人群：高血压、冠心病患者。

慎食人群：脾胃虚寒、尿频者。

控血压原理

猕猴桃有清热止渴、通便利尿的功效；猕猴桃富含抗氧化剂叶黄素，有助于控血压；猕猴桃所含的钾有助于调节血压，富含的维生素 C 有助于扩张血管。

这样吃控血压

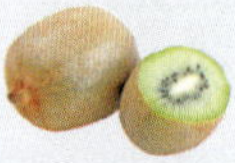
猕猴桃 +
酸奶 → 降脂，控血压

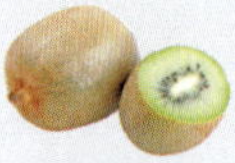
猕猴桃 + 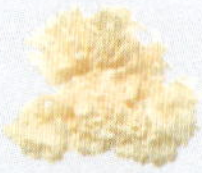
银耳 → 清热生津，辅助控压

食用小窍门

猕猴桃富含的维生素 C 能促进食物中铁的吸收，所以适合与含铁丰富的食物一起吃。

温馨提示 猕猴桃不宜空腹食用，可以在饭后 1~3 小时吃。

鸡蛋水果沙拉

材料 猕猴桃 100 克，芒果 50 克，鸡蛋 1 个，原味酸奶适量。

做法

❶ 鸡蛋煮熟，去壳，切小块；猕猴桃洗净，去皮，切丁；芒果洗净，去皮除核，切丁。

❷ 取盘，放入鸡蛋块、猕猴桃丁、芒果丁。

❸ 淋入原味酸奶，拌匀即可。

营养小贴士

酸奶含有乳酸，热量比一般沙拉酱低，用酸奶替代沙拉酱做沙拉，可降低胆固醇和热量摄入。

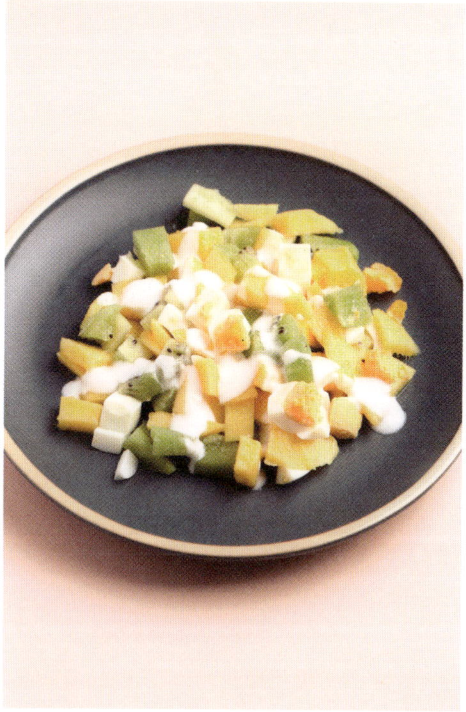

猕猴桃银耳羹

材料 猕猴桃 250 克，干银耳 5 克，莲子 10 克。

调料 冰糖适量。

做法

❶ 猕猴桃洗净，去皮，切丁；莲子洗净；干银耳用水泡发，去蒂，撕成小朵。

❷ 锅内放水，加入银耳，大火烧开，加入莲子，转中火熬煮 40 分钟。

❸ 加入适量冰糖，倒入猕猴桃丁，搅拌均匀即可。

营养小贴士

猕猴桃、银耳、莲子做羹，不仅口感好，还富含膳食纤维、维生素 C、镁等营养素，能够帮助高血压患者提高免疫力、保护血管健康。

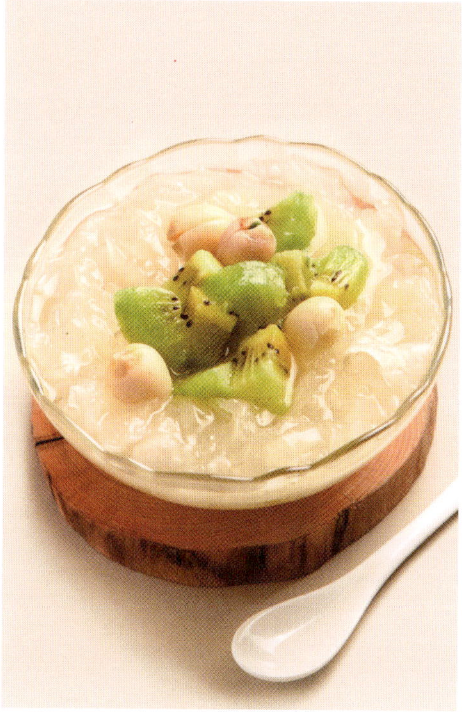

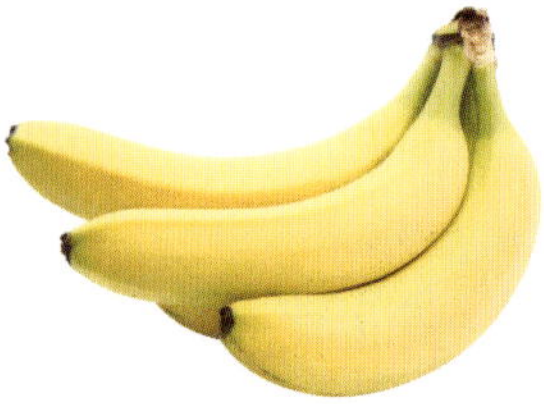

香蕉

补钾，润肺滑肠

控血压关键词	钾

性味归经

性寒，味甘；归肺、胃、大肠经

推荐用量

每天宜吃1~2根

营养吃法

生食、凉拌、煮粥

主要营养成分

热量	93千卡
脂肪	0.2克
蛋白质	1.4克
糖类	22.0克

每100克营养含量

人群须知

推荐人群：大便干燥、口干烦躁者；高血压、冠心病患者。

慎食人群：脾胃虚寒、泄泻者；糖尿病患者；肾功能不全、血钾高者。

控血压原理

香蕉可以清热解毒、利尿消肿、润肺滑肠；香蕉富含钾，常吃可以促进身体排钠，能帮助调控血压、调节情绪。

这样吃控血压

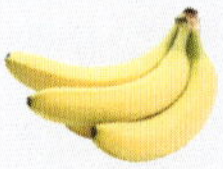

香蕉

\+

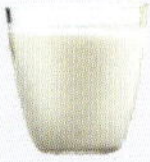

牛奶

▶ 排钠控压，保护血管

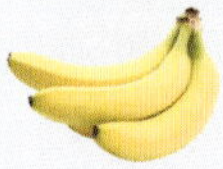

香蕉

\+

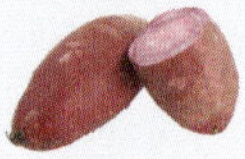

紫薯

▶ 通便，控血压

食用小窍门

香蕉皮煮水喝有控血压的效果。高血压患者肝火旺时，可将香蕉皮洗净，放入锅中，加入适量水煎煮，代茶饮。

温馨提示

香蕉富含膳食纤维，能润肠通便，但是只有熟透的香蕉才有这个作用。未熟透的香蕉含有鞣酸，有收敛作用，反而会加重便秘。

香蕉奶香麦片粥

材料 香蕉、燕麦片各 100 克，牛奶 200 克，葡萄干 10 克。

做法

❶ 香蕉去皮，切小丁；葡萄干洗净，备用。

❷ 锅内倒入适量清水烧开，放入燕麦片，大火烧开后转小火煮至粥稠，凉至温热，淋入牛奶，放入香蕉丁、葡萄干即可。

营养小贴士

香蕉富含钾，可使多余的钠排出体外，有助于控血压；牛奶富含钙，对稳定血压有益。

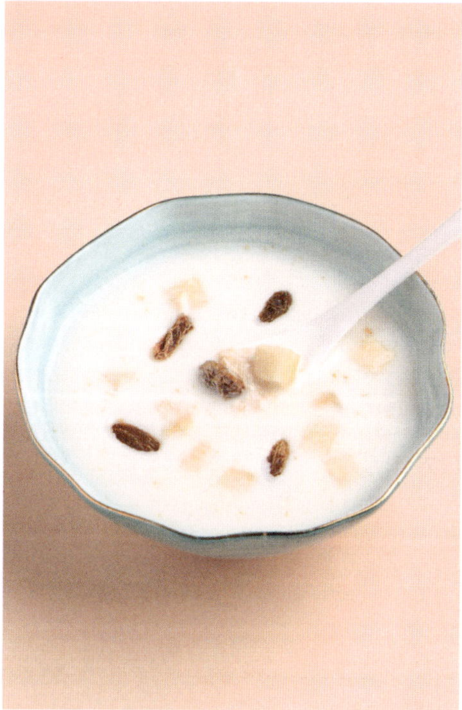

香蕉紫薯卷

材料 紫薯、香蕉各 100 克，吐司 3 片，牛奶 30 克。

做法

❶ 紫薯洗净，去皮，切块，蒸熟，放入碗中，加入牛奶，用勺子压成紫薯泥。

❷ 香蕉去皮，切段备用。

❸ 吐司切掉四边，用擀面杖擀平，取紫薯泥均匀涂在吐司上，放上香蕉段，卷起，切小段即可。

营养小贴士

紫薯泥用牛奶拌匀，口感佳，营养更丰富。

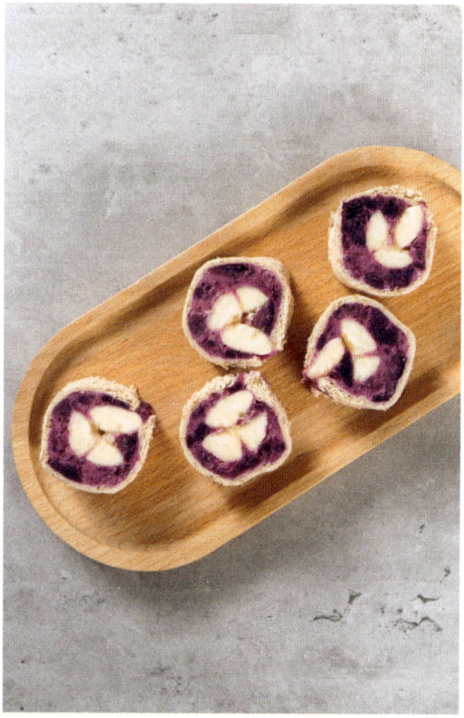

鱼禽畜肉

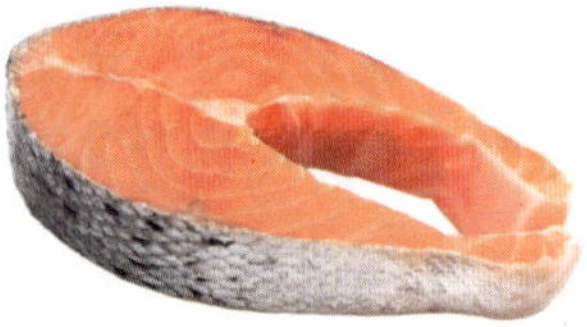

三文鱼 | 健脑，护血管

控血压关键词：ω-3 脂肪酸

性味归经

性温，味甘；归胃经

推荐用量

每天宜吃 40~75 克

营养吃法

清蒸、煮粥

主要营养成分

热量	139 千卡
脂肪	7.8 克
蛋白质	17.2 克
糖类	0 克

每 100 克营养含量

人群须知

推荐人群：心血管疾病患者；脑力劳动者。

慎食人群：痛风患者。

控血压原理

三文鱼可以补脾益气、健脑益智；三文鱼含有较多的 ω-3 脂肪酸，有助于控血压、防止血栓形成。

这样吃控血压

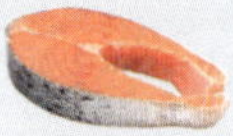
三文鱼
+
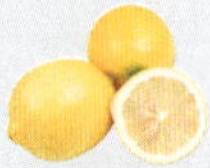
柠檬
▶ 控血压，防血栓

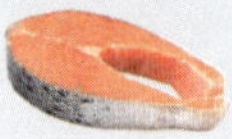
三文鱼
+
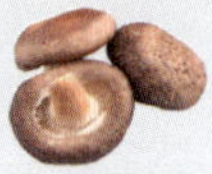
香菇
▶ 保护血管

食用小窍门

三文鱼只要烹饪至八成熟即可，这样既味道鲜美，又可去除腥味。如果加热时间过长，其肉质会变得干硬。

温馨提示

三文鱼经解冻之后，细菌容易繁殖，解冻后最好一次吃完。如果发现三文鱼颜色变暗，肉质弹性下降，最好不要食用。

清蒸三文鱼

材料 三文鱼肉 100 克。

调料 葱丝、姜丝、盐、香油、柠檬汁各适量。

做法

❶ 三文鱼肉洗净，切段，撒少许盐，加柠檬汁抓匀。

❷ 取盘，放入三文鱼肉，放上葱丝、姜丝、香油，送入蒸锅大火蒸 7 分钟即可。

营养小贴士

烹制三文鱼时放入几片柠檬或滴入新鲜柠檬汁，可除腥提味，且柠檬含有丰富的维生素 C，可使营养更易吸收。

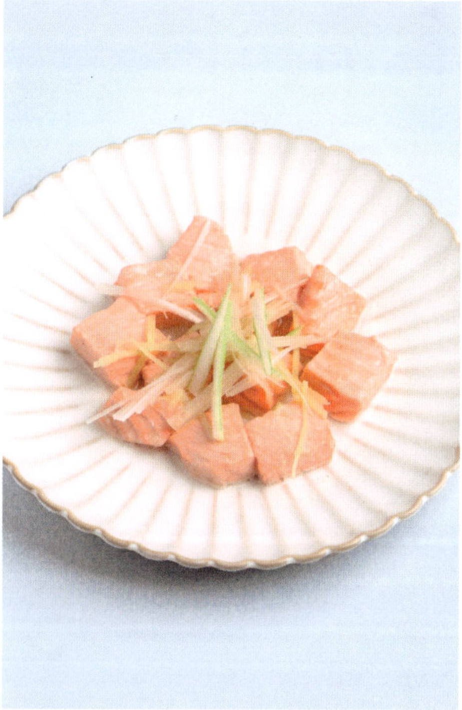

三文鱼香菇粥

材料 大米、三文鱼肉各 100 克，鲜香菇、胡萝卜各 50 克。

调料 葱花、高汤各适量，盐 1 克。

做法

❶ 鲜香菇洗净，切块；胡萝卜去皮洗净，切片；大米淘净，浸泡 10 分钟；三文鱼肉洗净，切片。

❷ 高汤倒入锅中煮开，放入大米、鲜香菇块、胡萝卜片煮至粥熟，放入三文鱼片再次煮开，调入葱花、盐即可。

营养小贴士

如果用干香菇制作这道菜，干香菇不宜在水里浸泡太长时间，以免营养素流失。

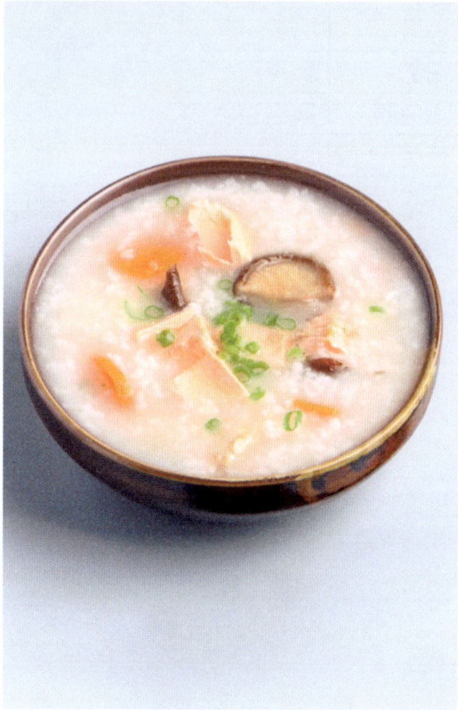

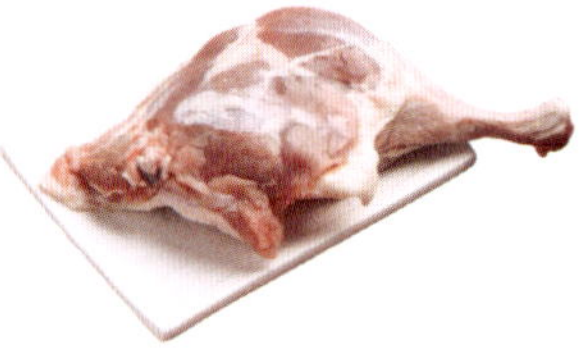

鸭肉

滋阴清热，利水消肿

控血压关键词	钾

性味归经

性寒，味甘、咸；归脾、肺、胃、肾经。

推荐用量

每天宜吃 40～75 克

营养吃法

蒸、炖煮、凉拌

主要营养成分

热量	240 千卡
脂肪	19.7 克
蛋白质	15.5 克
糖类	0.2 克

每 100 克营养含量

人群须知

推荐人群：高血压患者；发热、水肿者。

慎食人群：泄泻者。

控血压原理

鸭肉可以滋阴润燥、利水消肿，能缓解血压升高引起的头晕目眩等症状；鸭肉中的钾能有效对抗钠的升压作用，有助于维持血压稳定。

这样吃控血压

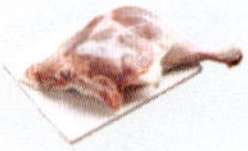

鸭肉 +

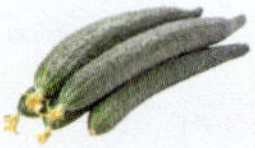

黄瓜 ▶ 清热，消脂控压

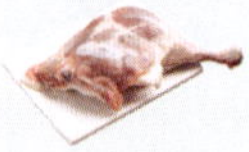

鸭肉 +

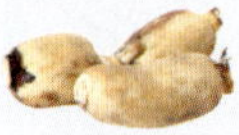

莲藕 ▶ 清热去火，滋阴润燥

食用小窍门

鸭皮下有一层厚厚的脂肪，可以避免鸭子在水中失温。所以在吃鸭肉时，一定要注意去皮及皮下脂肪，以免摄入太多油脂和热量。

温馨提示　优质鸭肉，体形呈扁圆形，肉质紧密，胸部的肉凸起，表面光滑。

鸭丝拌黄瓜

材料 鸭肉 100 克，黄瓜 200 克。

调料 蒜末、盐各适量，香油 3 克。

做法

1. 鸭肉洗净，煮熟，撕丝；黄瓜洗净，切丝。
2. 取盘，放入鸭丝和黄瓜丝，加盐、蒜末和香油拌匀即可。

营养小贴士

经过水煮，鸭肉里的油脂大多数溶入水中，这道菜适合肥胖的高血压患者食用。

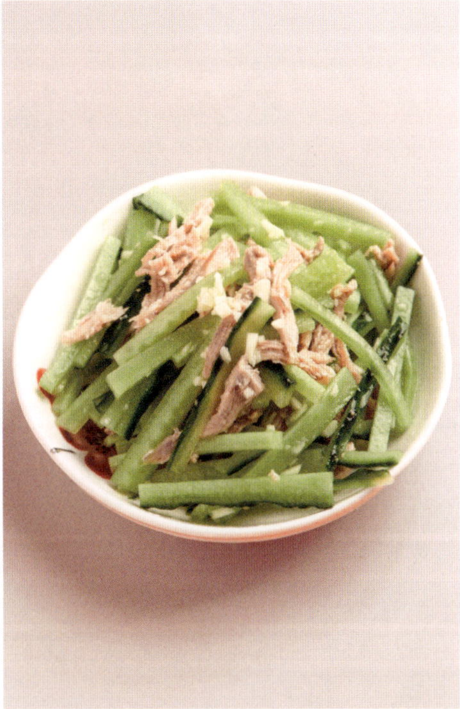

莲藕鸭肉汤

材料 鸭肉 150 克，莲藕 100 克。

调料 姜片、葱段各适量，盐 2 克。

做法

1. 鸭肉洗净，切小块，焯一下；莲藕洗净，去皮，切片。
2. 锅置火上，倒入适量清水，放入鸭肉块、莲藕片、姜片、葱段，大火烧开，转小火煲 2 小时，撇去浮油，加盐调味即可。

营养小贴士

鸭肉富含蛋白质，莲藕富含碳水化合物，二者在营养上互补。选用去皮及皮下脂肪的鸭肉与莲藕搭配，更适合高血压患者。

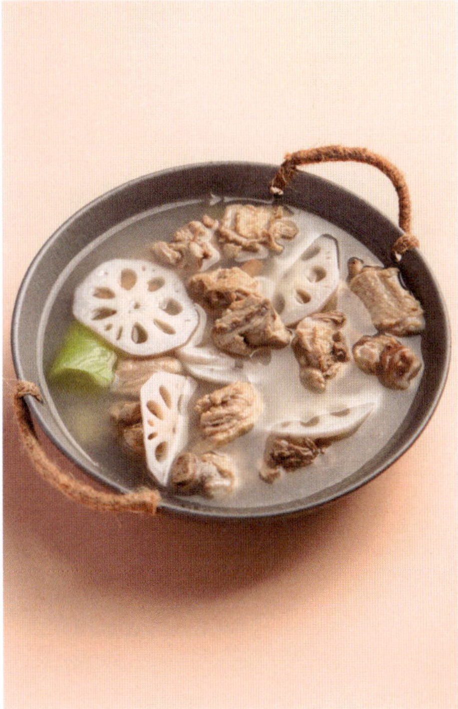

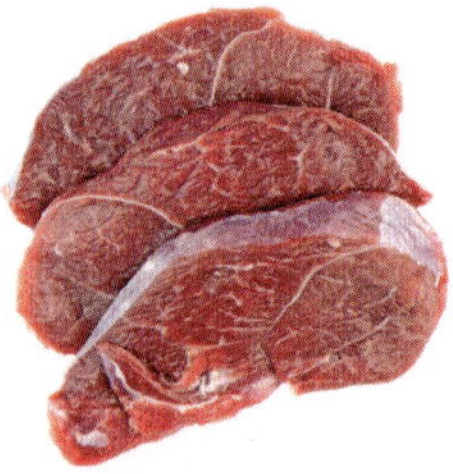

牛瘦肉

富含优质蛋白质

控血压关键词	优质蛋白质、锌

性味归经

性温，味甘；归脾、胃经

推荐用量

每天宜吃 40~75 克

营养吃法

炖煮、炒食、做馅

主要营养成分

热量	160 千卡
脂肪	8.7 克
蛋白质	20.0 克
糖类	0.5 克

每 100 克营养含量

人群须知

推荐人群：高血压患者；缺铁性贫血患者；病后调养者。

慎食人群：消化功能较弱者。

控血压原理

牛肉有补脾益胃、益气养血的功效，有助于缓解血压升高引起的头晕目眩等症状；牛肉含有丰富的优质蛋白质，在肉类中脂肪含量较低，适量摄入有利于调节血压；牛肉富含锌，适量摄入有助于提高免疫力。

这样吃控血压

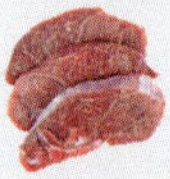

牛肉

＋

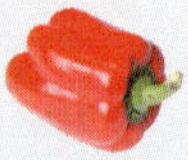

红彩椒

促进代谢，消脂控压

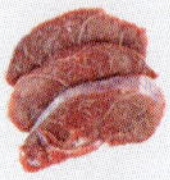

牛肉

＋

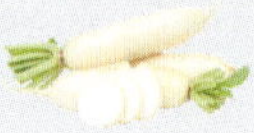

白萝卜

通便排毒，益气养血

食用小窍门

牛肉的纤维组织较粗，切牛肉时，要垂直于肉的纹理切，这样切出来的肉不仅容易入味，也更容易嚼烂。

温馨提示

在炖牛肉时，加些番茄、山楂，能让牛肉更快熟烂，更适合中老年朋友食用。

金针菇牛肉

材料 牛瘦肉300克，金针菇100克，红彩椒15克。

调料 水淀粉、盐适量。

做法

❶ 牛瘦肉洗净，切薄片，用水淀粉、盐拌匀；金针菇洗净，去根；红彩椒洗净，切碎。

❷ 锅置火上，倒油烧至六成热，爆香红彩椒碎。

❸ 加入牛肉片和金针菇炒至将熟，调入盐，用水淀粉勾芡即可。

营养小贴士

牛肉富含优质蛋白质、锌；金针菇富含维生素、矿物质和膳食纤维。二者搭配食用，营养丰富、味道可口。

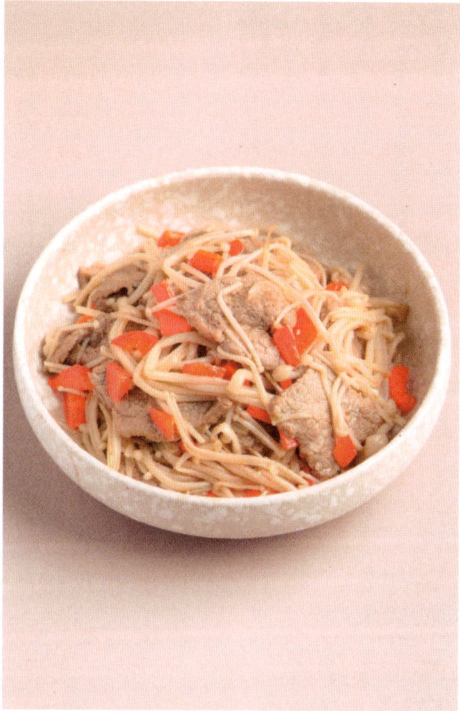

萝卜炖牛腩

材料 牛腩300克，白萝卜200克。

调料 料酒、酱油、葱末、姜片、八角、盐、胡椒粉各适量。

做法

❶ 牛腩洗净，切块，焯烫，捞出；白萝卜洗净，去皮，切块。

❷ 砂锅置火上，放入牛腩、酱油、料酒、姜片、八角和适量清水，大火烧沸后转小火炖2小时。

❸ 加入白萝卜块，炖煮至熟，放入盐、胡椒粉拌匀，撒上葱末即可。

营养小贴士

白萝卜能够促进消化、润肺滋阴，和牛肉同炖，有顺气、开胃、健脾、通便的作用。

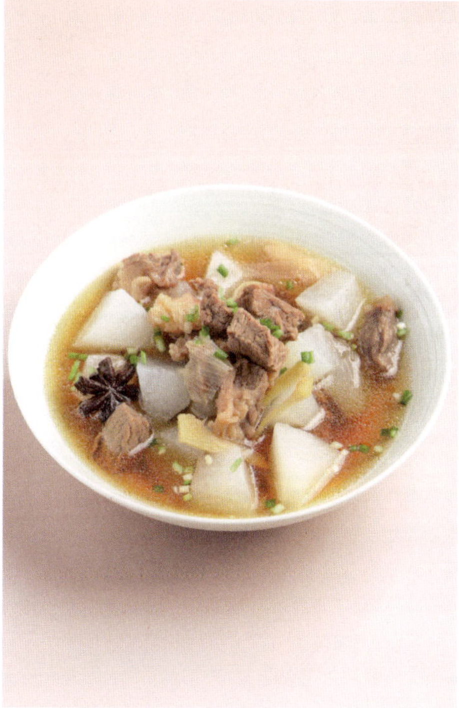

蛋奶类

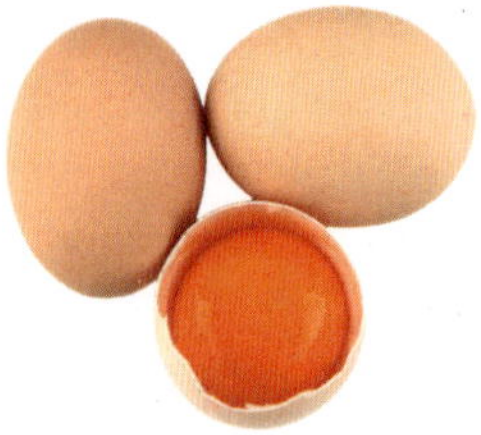

鸡蛋　改善血液循环

控血压关键词	蛋白质、卵磷脂

性味归经

性平，味甘；归肺、脾、胃经。

推荐用量

每天宜吃 1 个全蛋（高胆固醇血症患者可以每周吃 3~4 个）

营养吃法

蒸煮

主要营养成分

热量	139 千卡
脂肪	8.6 克
蛋白质	13.1 克
糖类	2.4 克

每 100 克营养含量

人群须知

推荐人群：病后虚弱者；营养不良者。

慎食人群：高胆固醇血症患者。

控血压原理

鸡蛋有滋阴养血、养心安神的功效；鸡蛋富含蛋白质、B 族维生素、卵磷脂，有助于调节代谢，改善血液循环和血压状态。

这样吃控血压

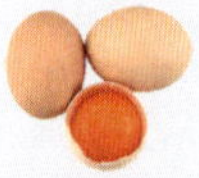

鸡蛋

+

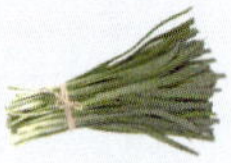

韭菜

▶ 温中养血，补肾助阳

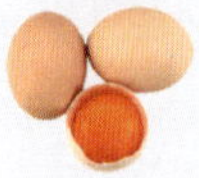

鸡蛋

+

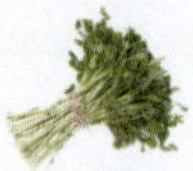

豌豆苗

▶ 促进排便，控血压

食用小窍门

鸡蛋营养丰富，但缺乏维生素 C，因此宜搭配维生素 C 含量丰富的柿子椒、番茄等一起食用，以获得更全面的营养。

温馨提示

未熟透的鸡蛋可能含有抗胰蛋白酶等物质，食用后不仅影响蛋白质的消化、吸收，还容易感染致病菌。因此，鸡蛋要烹熟后再吃。

韭菜炒鸡蛋

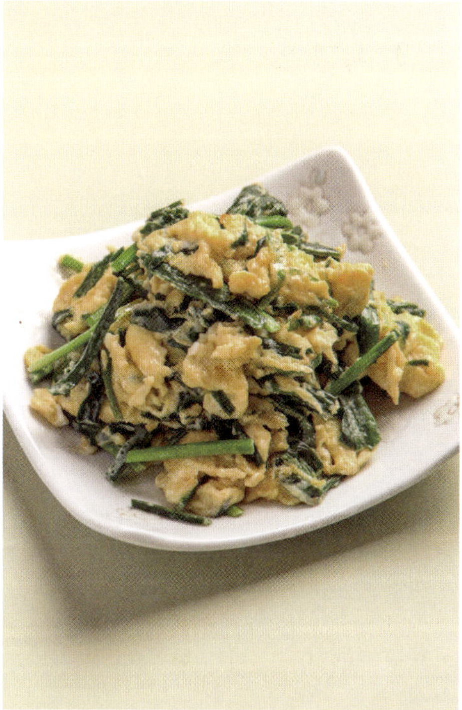

材料 韭菜 250 克，鸡蛋 2 个。

调料 盐 1 克。

做法

1. 鸡蛋洗净，打入碗内，搅成蛋液；韭菜择洗干净，切成小段，盛入碗中，加入蛋液和盐，拌匀。
2. 锅内倒油烧热，倒入韭菜鸡蛋液翻炒，鸡蛋成块即可装盘。

营养小贴士

韭菜富含膳食纤维、钾、镁；鸡蛋富含蛋白质、卵磷脂。二者搭配食用，营养美味。

豌豆苗鸡蛋汤

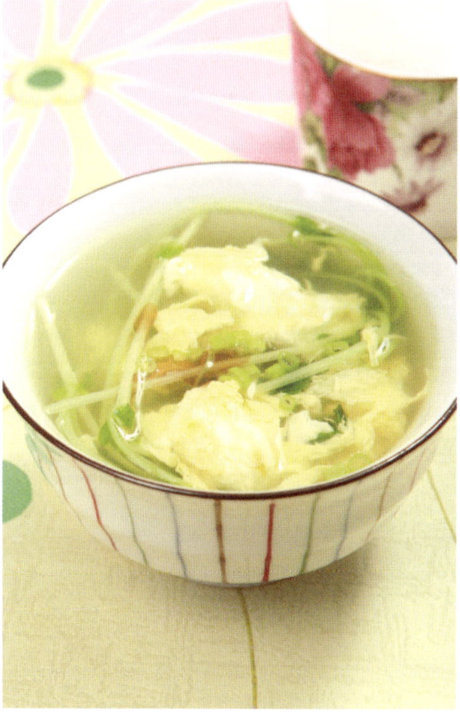

材料 豌豆苗 200 克，鸡蛋 1 个。

调料 葱花适量，盐、香油各 2 克。

做法

1. 豌豆苗择洗干净；鸡蛋打入碗内，搅成蛋液。
2. 锅置火上，加适量清水烧沸，放入豌豆苗、葱花搅拌均匀。
3. 待锅内的汤汁再次沸腾，淋入蛋液搅成蛋花，用盐和香油调味即可。

营养小贴士

鸡蛋富含蛋白质、B 族维生素、卵磷脂；豌豆苗富含膳食纤维、维生素 C。二者搭配营养丰富，味道鲜美。

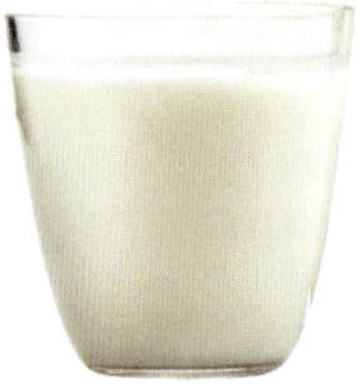

牛奶

补虚健脾，
安神助眠

控血压关键词	钙

性味归经

性平，味甘；归心、肺、胃经

推荐用量

每天宜饮用300～500克

营养吃法

佐餐食用或作为加餐

主要营养成分

热量	66 千卡
脂肪	3.8 克
蛋白质	3.0 克
糖类	5.0 克

每 100 克营养含量

人群须知

推荐人群：高血压患者；骨质疏松患者；压力大、失眠者。

慎食人群：乳糖不耐受者。

控血压原理

牛奶有养胃益肺、生津润燥、养心安神的功效；牛奶含有丰富的钙，而钙对稳定血压有益，经常饮用牛奶，有助于维持血压稳定。

这样吃控血压

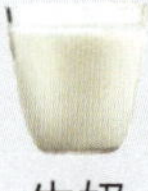

牛奶 +

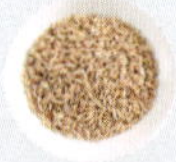

燕麦 ▶ 促代谢，控血压

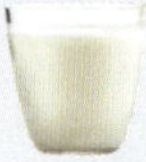

牛奶 +

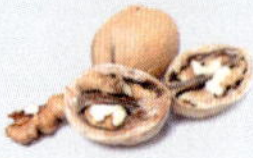

核桃 ▶ 健脑益智，软化血管

食用小窍门

早餐时喝一杯牛奶，搭配杂粮饼等主食，既能补充膳食纤维，又能获取优质蛋白质。

温馨提示 乳糖不耐受的高血压患者可以选择低乳糖牛奶、零乳糖牛奶等。尽量不要空腹喝牛奶，可以先吃一些面包、馒头等主食，以减轻不适感。

奶香燕麦馒头

材料 面粉120克，原味燕麦片60克，牛奶90克，酵母粉2克。

做法

❶ 面粉、燕麦片、牛奶、酵母粉混合，加入适量水搅拌均匀，揉成光滑面团，发酵至2倍大。

❷ 将发酵好的面团揉至光滑，搓成长条，切成大小均匀的剂子，放在加水的蒸锅中，放置20分钟等面团进一步发大，开火，水沸后转小火蒸20分钟即可。

营养小贴士

牛奶富含钙，有助于稳定血压；燕麦片富含膳食纤维，有助于排钠控压。

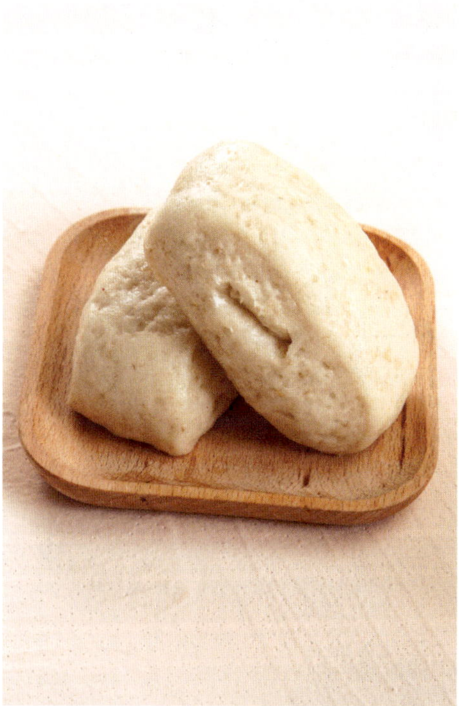

花生核桃豆奶

材料 牛奶250克，黄豆50克，花生米、核桃仁各10克。

调料 白糖2克。

做法

❶ 黄豆、花生米挑净杂质，洗净；核桃仁洗净。

❷ 将黄豆、花生米、核桃仁一同倒入全自动豆浆机中，加水至上下水位线之间，按下“豆浆”键，煮至豆浆机提示豆浆做好，依个人口味加白糖调味。待豆浆凉至温热，倒入牛奶，搅拌均匀即可。

营养小贴士

牛奶含优质蛋白质，可提供人体必需氨基酸及其他多种营养成分；核桃含有维生素E、锌，有助于软化血管。

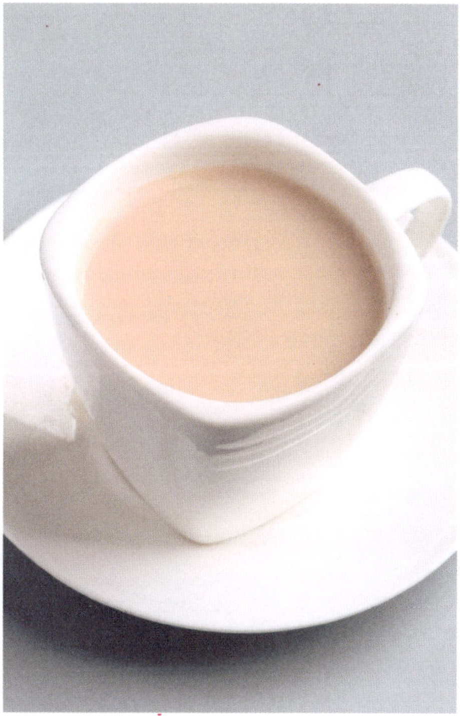

大豆及坚果

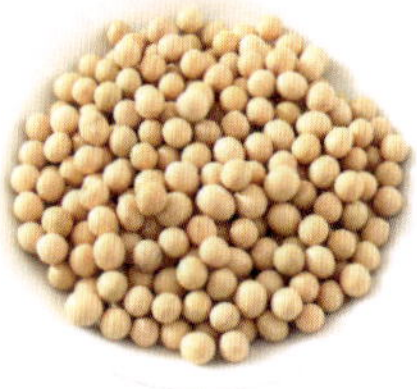

黄豆 | 补充钾和优质蛋白质

控血压关键词 钾、蛋白质

性味归经

性平，味甘；归脾、胃、大肠经

推荐用量

每天宜吃 25～30 克

营养吃法

打浆、煮粥

主要营养成分

热量	390 千卡
脂肪	16.0 克
蛋白质	35.0 克
糖类	34.2 克

每 100 克营养含量

人群须知

推荐人群：骨质疏松者；糖尿病患者；心血管疾病患者；便秘者。

慎食人群：肾病患者；高尿酸血症、痛风患者。

控血压原理

黄豆有清热消肿、解毒通便、益气养血的功效，可以辅助改善高血压；黄豆富含的钾能促进钠排出，扩张血管，有助于控制血压。长期服用含有利尿成分的降压药（有排钾作用）的高血压患者，经常吃点黄豆，对及时补充钾很有帮助。

这样吃控血压

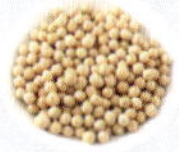
黄豆 + 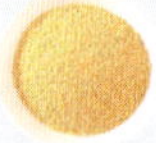
小米 ▶ 排钠控压

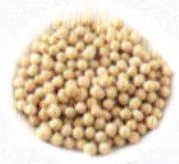
黄豆 + 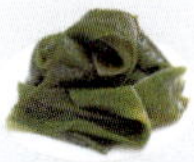
海带 ▶ 清热利尿

食用小窍门

黄豆做成豆浆后，豆渣不要丢掉，可加面粉或玉米面做成窝头食用，更有利于营养吸收。

温馨提示 在平时炖肉时，放入一些黄豆，不仅可使肉更易熟，营养及控压效果也更好。

黄豆小米糊

材料 黄豆、小米各 50 克。

做法

❶ 黄豆洗净，浸泡 4 小时；小米洗净。

❷ 将黄豆和小米放入豆浆机中，加适量清水，按下“米糊”键，提示做好即可饮用。

营养小贴士

小米和黄豆均含有丰富的钾，有助于机体排钠，从而帮助控血压。

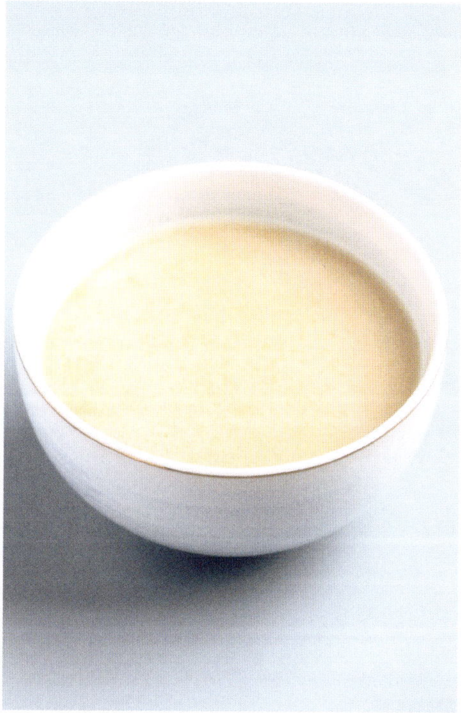

海带黄豆粥

材料 大米 80 克，海带丝 50 克，黄豆 40 克。

调料 葱末、盐各少许。

做法

❶ 黄豆洗净，浸泡 6 小时；大米淘洗干净，浸泡 30 分钟；海带丝洗净。

❷ 锅置火上，加入清水烧开，放入大米和黄豆，大火煮沸后转小火慢慢熬煮至七成熟，放入海带丝煮约 10 分钟，加盐调味，最后撒入葱末即可。

营养小贴士

海带和黄豆富含膳食纤维和钙，有助于排便、排钠、强骨，可以帮助高血压患者控血压。

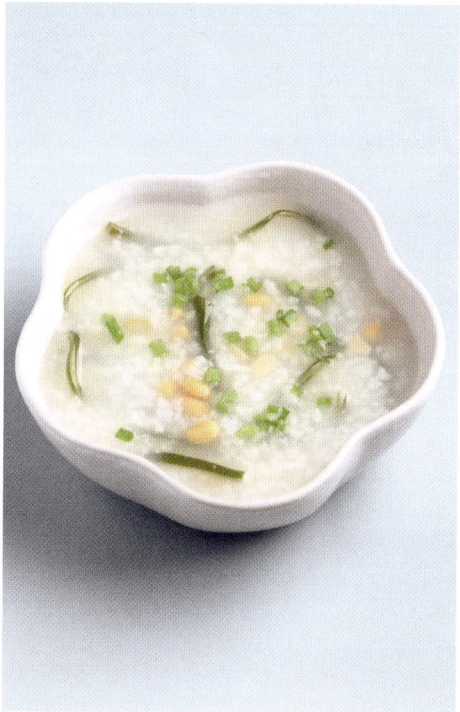

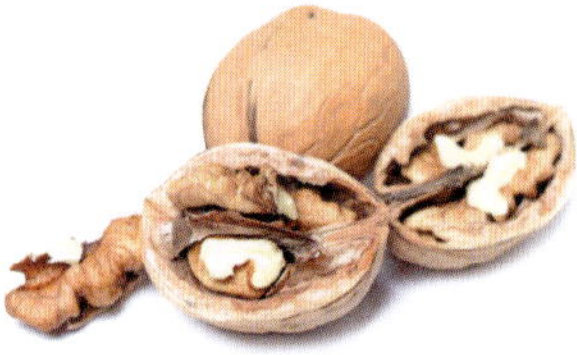

核桃 | 补肾健脑

控血压关键词	不饱和脂肪酸

性味归经

性温，味甘；归肾、肺经

推荐用量

每天宜吃 25～30 克

营养吃法

凉拌、炒食、打浆

主要营养成分

热量	646 千卡
脂肪	58.8 克
蛋白质	14.9 克
糖类	19.1 克

每 100 克营养含量

人群须知

推荐人群：便秘者；动脉粥样硬化、高血压、冠心病患者；肺虚、咳嗽患者。

慎食人群：上火、腹泻、阴虚有热者。

控血压原理

核桃有补肾固精、润肠通便、健脑益智的功效，可以辅助改善高血压；核桃仁富含不饱和脂肪酸，有助于预防动脉粥样硬化、控血压。

这样吃控血压

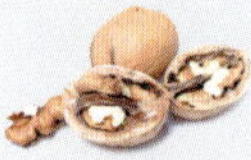
核桃
+
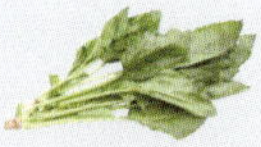
菠菜
▶ 降脂控压

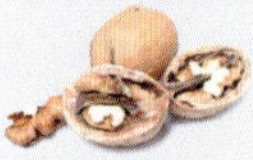
核桃
+
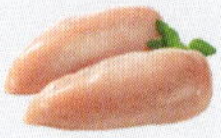
鸡肉
▶ 健脑控压

食用小窍门

核桃仁外包裹着一层薄薄的褐色外皮，这层外皮口感比较苦涩，很多人不喜欢，会将其弄掉再吃，其实这层外皮含有膳食纤维、氨基酸等营养物质，有助于润肠通便、健脑益智，最好不要丢弃。

温馨提示

核桃碎味道鲜香，是很好的调料。做凉菜、凉面的时候加些核桃碎，不仅可以让饭菜的味道可口，还能减少用盐量。

核桃仁拌菠菜

材料 菠菜 200 克，核桃仁 30 克。

调料 盐、香油、醋各 2 克。

做法

1. 菠菜洗净，放入沸水中焯一下，捞出沥干，切段。
2. 锅置火上，用小火煸炒核桃仁，取出压碎。
3. 将菠菜段和核桃碎放入盘中，加入盐、香油、醋搅拌均匀即可。

营养小贴士

菠菜焯水可以去除其中的草酸，更有助于营养吸收。

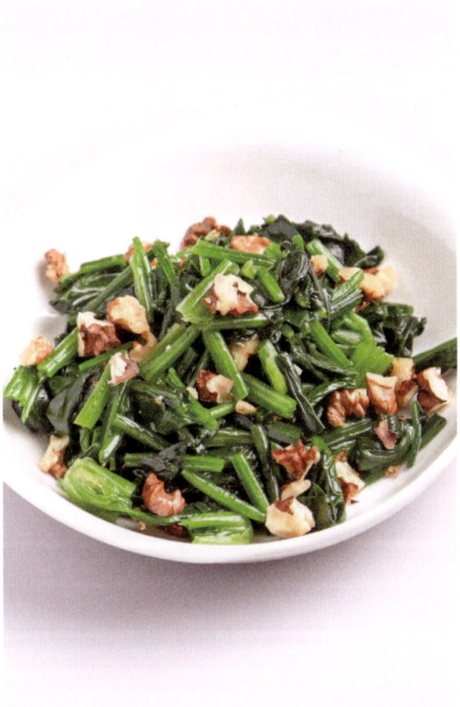

鸡丁核桃仁

材料 鸡胸肉 250 克，核桃仁 50 克，鸡蛋 1 个。

调料 料酒 5 克，葱末、姜末、蒜末、盐各 2 克，水淀粉适量。

做法

1. 鸡胸肉洗净，切丁；鸡蛋去蛋黄，留蛋清；将鸡丁用盐、料酒、鸡蛋清、水淀粉调匀拌好。
2. 锅内倒油烧热，下葱末、姜末、蒜末爆香，将鸡丁下锅翻炒至快熟时，放核桃仁炒匀即可。

营养小贴士

鸡胸肉属于高蛋白、低脂肪食物，可改善疲劳、提高免疫力；核桃仁富含不饱和脂肪酸，有助于健脑、控血压。

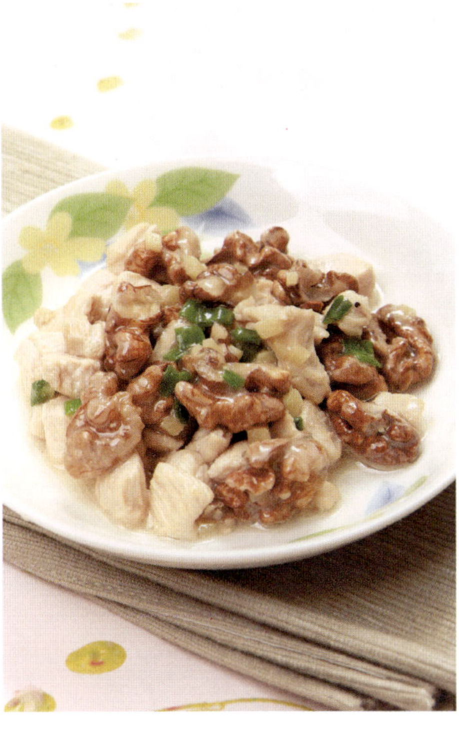

专题 盘点控血压不宜吃的食物

下面这些食物，高血压人群一定要远离。这些食物含盐量高，多食会引发血压升高。

常见高盐（钠含量）食品表（每 100 克）

食物名称	钠（毫克）	相当于盐含量（克）
三明治（夹火腿、干酪）	528.0	1.34
葵花子（熟）	634.7	1.61
鱼丸	854.2	2.17
方便面	1144.0	2.91
红薯干	1287.4	3.27
盐水鸭（熟）	1557.5	3.96
奶油五香豆	1577.0	4.01
低脂奶酪	1684.8	4.28
咸鸭蛋	2706.1	6.87
萝卜干	4203.0	10.68
榨菜	4252.6	10.80
干海米	4891.9	12.43

参考数据：《中国居民膳食指南（2022）》。

4

第四章

餐桌上的降血压药膳和茶饮方

餐桌上的降血压药膳

菊花粥：清肝平肝，辅助降压

清代养生家曹庭栋的《老老恒言》中有菊花粥的记载：此粥“养肝血，悦颜色，清风眩，除热解渴，明目”。菊花有平抑肝阳、清热解毒的功效，菊花粥对于肝火上炎型高血压患者可起到清肝平肝、辅助降压的作用。

中药小档案

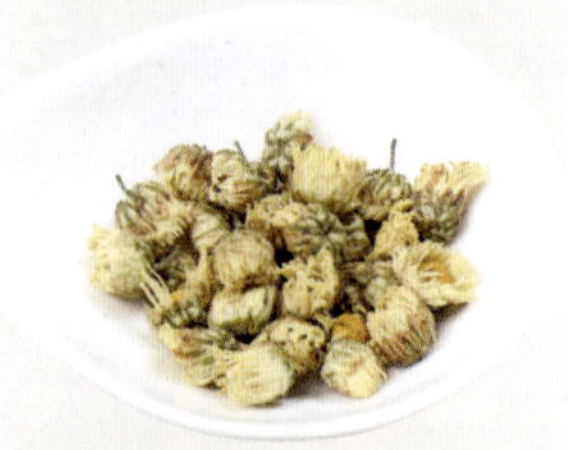

菊花

性味归经

性微寒，味甘、苦；归肺、肝经。

养生功效

疏散风热，平抑肝阳，清肝明目，清热解毒。

选购标准

花朵完整不散瓣、颜色鲜艳、香气浓郁为佳。

慎食人群

气虚胃寒、食少泄泻、阳虚者。

菊花粥

材料 小米 60 克，绿豆 30 克，菊花 5 克。

做法

❶ 绿豆洗净后用水浸泡 4 小时；小米、菊花分别洗净。

❷ 锅内加适量清水烧开，加入绿豆，大火煮开后加入小米，转小火煮 40 分钟，加入菊花，继续煮 5 分钟即可。

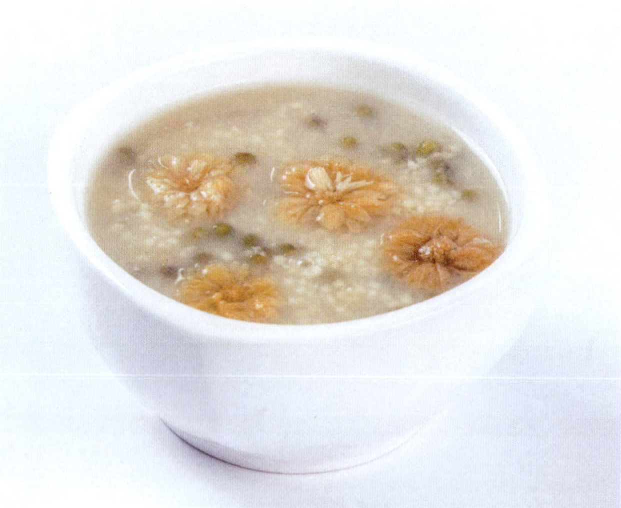

归芪蒸鸡：益气补血，活血化瘀

归芪蒸鸡源自《中国药膳学》，适用于气血两虚所致的面色萎黄、神疲乏力、消瘦倦怠、心悸头晕，对于气血两虚型高血压患者可起到益气补血、活血化瘀的作用。

中药小档案

当归

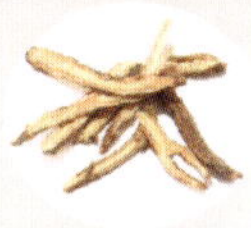

性味归经

性温，味甘、辛；归肝、心、脾经。

养生功效

补血活血，调经止痛。

选购标准

以土棕色或黑褐色，根略呈圆柱形、根头略膨大者为佳。

慎食人群

湿盛中满、泄泻者。

黄芪

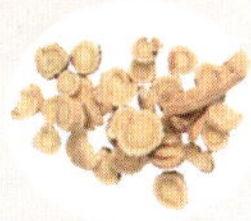

性味归经

性微温，味甘；归脾、肺经。

养生功效

补气升阳，益气固表，利水消肿，生津养血。

选购标准

以圆柱形、根条粗长、皱纹少、质坚而绵者为佳。

慎食人群

发热感冒者、孕妇。

归芪蒸鸡

材料 童子鸡1只，黄芪、当归各10克。

调料 盐、料酒、姜片、葱花各适量。

做法

1. 将童子鸡治净；黄芪、当归分别洗净。
2. 将黄芪、当归置于鸡腹内，再加盐、料酒、姜片、葱花，隔水蒸至鸡肉熟烂即可。

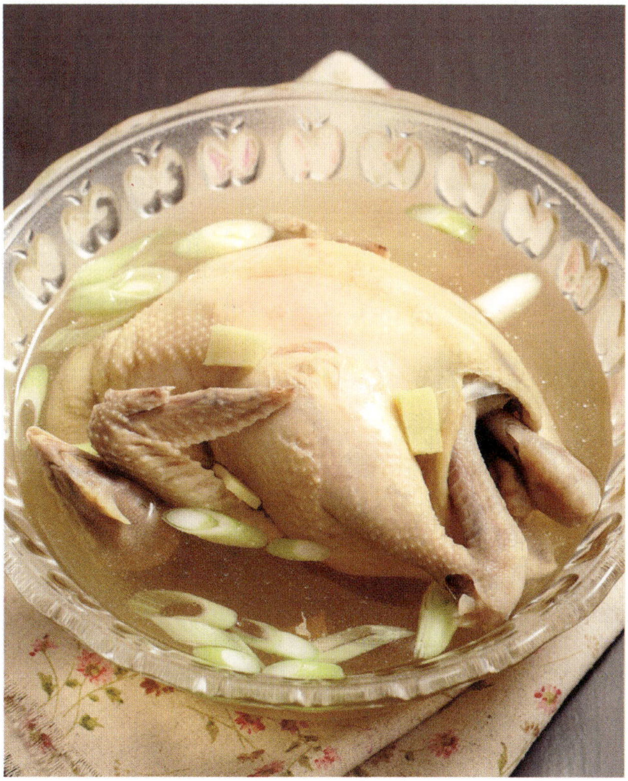

茯苓粥：健脾利湿，控血压

茯苓粥出自宋代中医典籍《仁斋直指方》，是利水渗湿、健脾和胃的名方，适用于因脾虚湿盛而血压升高，头晕胸闷、呕吐痰涎、倦怠乏力、体形肥胖、舌体胖大、舌苔白腻者。

中药小档案

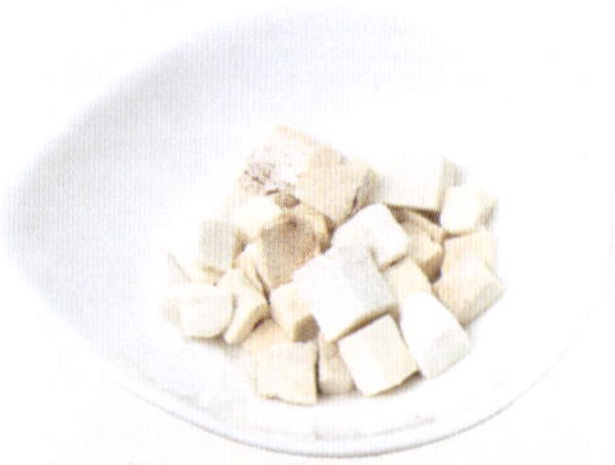

茯苓

性味归经

性平，味甘、淡；归心、肺、脾、肾经。

养生功效

渗湿利尿，健脾和胃，宁心安神。

选购标准

以体重质坚实、外皮色棕褐、无裂隙者为佳。

慎食人群

津液不足、口干咽燥、小便过多者。

茯苓粥

材料 茯苓 15 克，大米 100 克。

调料 盐 3 克。

做法

1. 大米淘洗干净，浸泡 30 分钟；茯苓洗净，焙干，研成细粉。
2. 将大米、茯苓粉放入锅内，加适量水，大火烧沸后转小火炖至米烂，再加盐调味，搅匀即可。

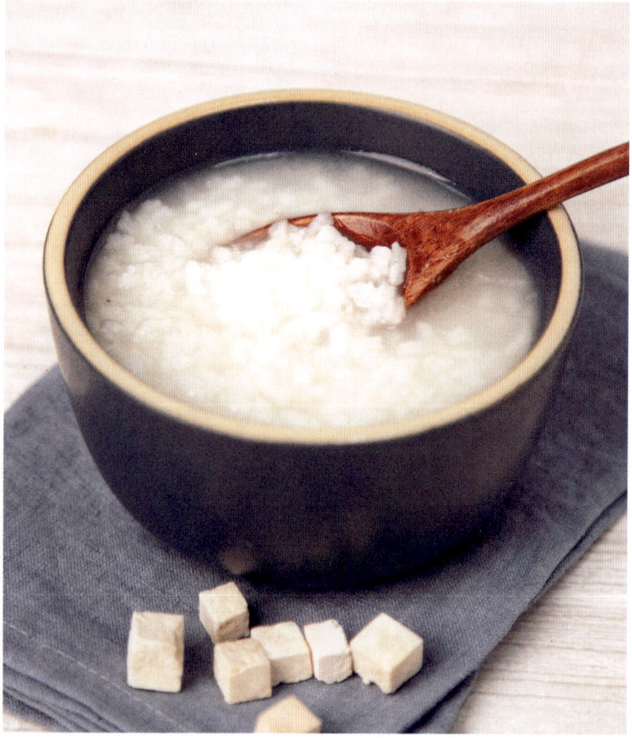

枸杞党参炖乌鸡：补气养阴，养肝肾

枸杞党参炖乌鸡可改善肝肾阴虚引起的高血压，此类高血压表现为血压升高、头隐隐作痛、目眩耳鸣、腰膝酸软、五心烦热、目涩口干、失眠多梦、健忘、舌质红、舌苔少等。

中药小档案

枸杞子

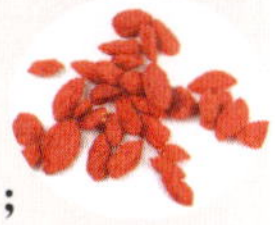

性味归经

性平，味甘；归肝、肾经。

养生功效

滋补肝肾，益精明目。

选购标准

以色泽明亮、略带紫色、没有异味者为佳。

慎食人群

腹泻、感冒发热者。

党参

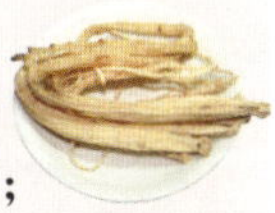

性味归经

性平，味甘；归脾、肺经。

养生功效

补脾益肺，养血生津。

选购标准

以根条粗壮、质柔润、味甜者为佳。

慎食人群

内火过盛者。

枸杞党参炖乌鸡

材料　乌鸡 300 克，枸杞子 10 克，党参、桂圆肉各 5 克。

调料　姜片、盐各适量。

做法

❶ 将乌鸡治净，切块，用沸水略烫煮；党参洗净，切段；枸杞子洗净。

❷ 锅中放入乌鸡块、党参、姜片、枸杞子、桂圆肉，再加适量清水，炖煮 2 小时，调入盐即可。

温馨提示

如口干明显，可不放桂圆肉。

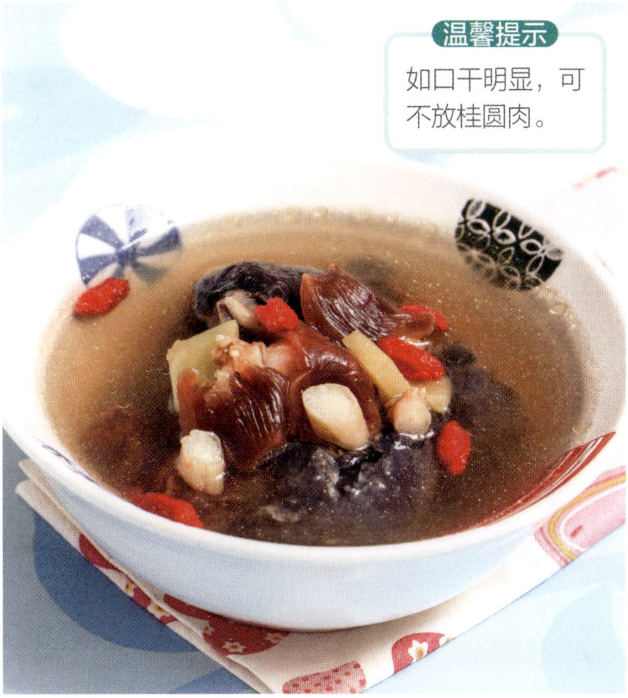

杜仲核桃猪腰汤：补肾虚，改善眩晕

杜仲核桃猪腰汤是一个经典民间验方，有补肾益精、健身强体的功效，适用于肾虚腰痛膝软、耳鸣眩晕、夜尿频多者，还可用于高血压、肾炎的膳食调理。

中药小档案

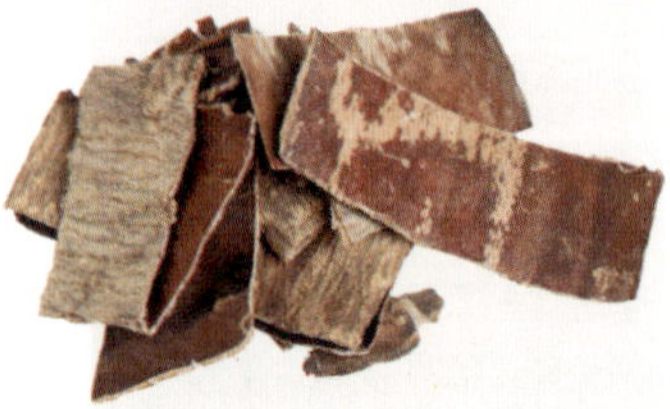

杜仲

性味归经

性温，味甘；归肝、肾经。

养生功效

补肝肾，强筋骨。

选购标准

以皮厚而大、内表面色暗紫、断面银白色者为佳。

慎食人群

阴虚火旺者。

杜仲核桃猪腰汤

材料 猪腰1对，杜仲、核桃仁各20克。

调料 胡椒粉、盐、香油各适量。

做法

❶ 猪腰洗净，从中间剖开，去掉脂膜，切成片；杜仲洗净。

❷ 将猪腰片、杜仲、核桃仁一起放入砂锅内，加入适量水，大火烧开，转小火炖煮至熟，加胡椒粉、盐、香油调味即可。

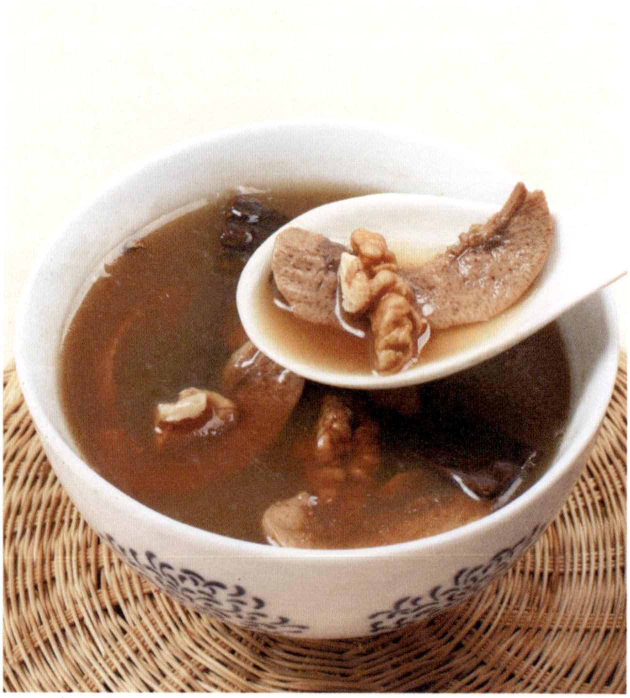

猪肉百合莲枣汤：清热泻火，养心安神

猪肉百合莲枣汤是一款经典民间药膳，有清热泻火、安心神的作用，适用于冲任失调导致的高血压，特别适用于血压升高伴眩晕、耳鸣健忘、气短乏力、心烦失眠的患者。

中药小档案

百合

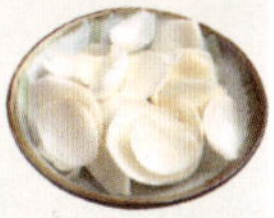

性味归经

性寒，味甘；归心、肺经。

养生功效

养阴润肺，清心安神。

选购标准

以干燥、无杂质、肉厚且晶莹透明者为佳。

慎食人群

风寒咳嗽、泄泻者。

莲子

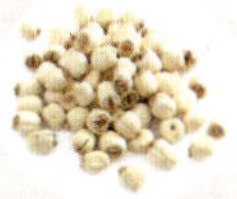

性味归经

性平，味甘、涩；归脾、肾、心经。

养生功效

补脾止泻，益肾涩精，养心安神。

选购标准

以颗粒饱满、个大、颜色呈米黄色者为佳。

慎食人群

感冒、胃胀、便秘者。

猪肉百合莲枣汤

材料 猪瘦肉 250 克，百合 15 克，莲子、大枣各 10 克。

调料 冰糖适量。

做法

❶ 将所有食材洗净，猪瘦肉切块，莲子去心。

❷ 将所有食材放入锅内，加水后用大火煮沸，去浮沫，用小火炖至食材软烂。

❸ 加适量冰糖稍煮一会儿即可。

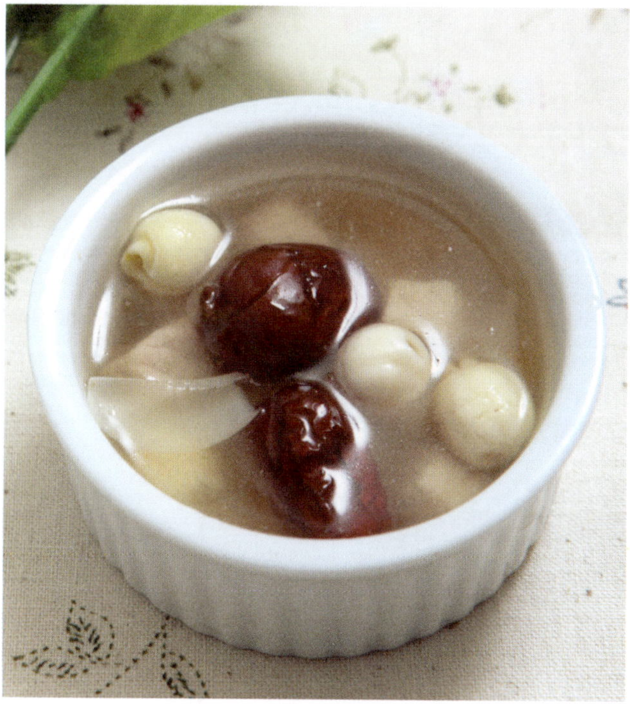

简单有效的降血压茶饮

决明子茶：改善肝火上炎所致目赤肿痛

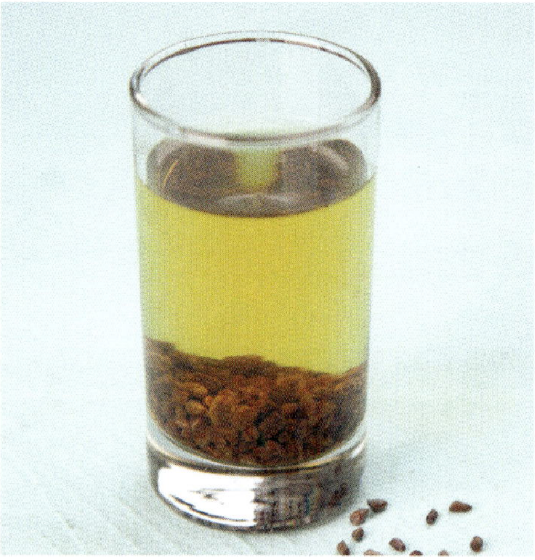

来源 民间验方

材料 炒决明子 15 克。

做法 将炒决明子放入杯中，用沸水冲泡，加盖闷 3~5 分钟即可。

用法 代茶饮用，每日 1 剂。

功效 清肝明目，通便解毒。适用于肝火上炎型高血压，对兼有肥胖、血脂异常、便秘、目赤肿痛的患者尤其适宜。

温馨提示

脾胃虚寒、气血不足、体质虚弱、泄泻者及孕妇忌服。

罗布麻降压茶：改善高血压所致头痛眩晕

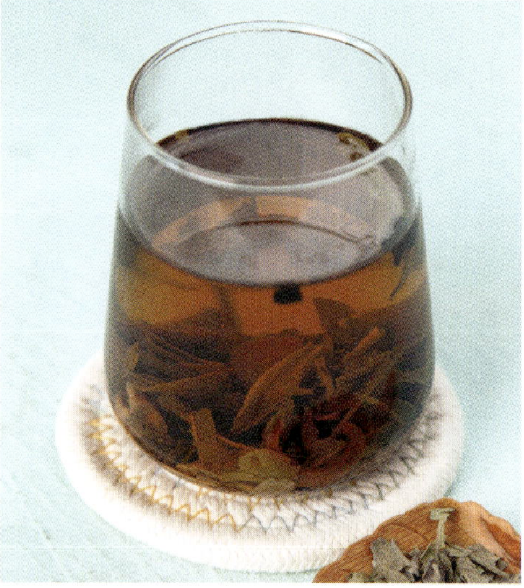

来源《中医食疗学》

材料 罗布麻叶、五味子各 5 克，生山楂 10 克，乌龙茶 3 克。

做法 将上述材料洗净，放入杯中，用沸水冲泡，加盖闷 10 分钟即可。

用法 代茶饮用，每日 1 剂。

功效 活血散瘀，平抑肝阳，清热利尿。可有效缓解高血压所致眩晕、头痛。

温馨提示

阴虚者慎用。

菊花枸杞茶：缓解高血压、肝火旺盛所致头痛眩晕

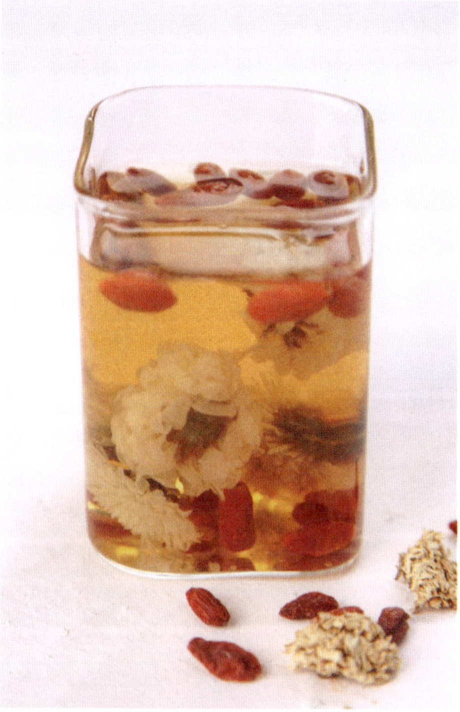

来源 民间验方

材料 菊花 10 克，枸杞子 5 克。

调料 冰糖少许。

做法 菊花、枸杞子洗净，放入杯中，用沸水冲泡，闷 5 分钟；加入冰糖饮用。

用法 代茶饮用，每日 1 剂。

功效 清肝火，缓解高血压引起的头痛眩晕。

温馨提示

阳虚者慎用。

山楂丹参茶：活血化瘀，消食化积

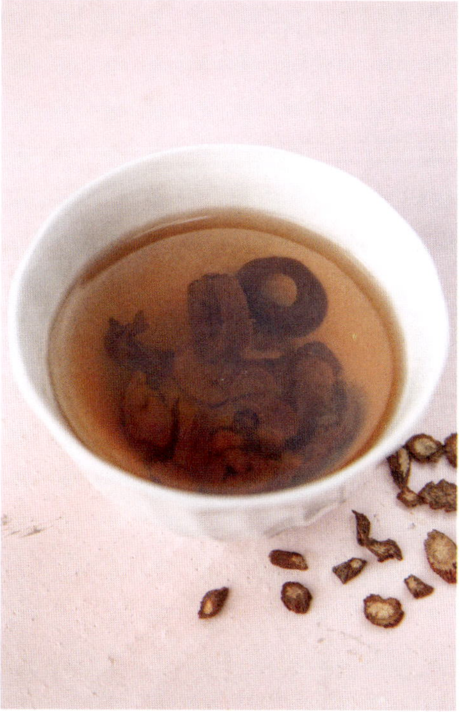

来源《中医食疗学》

材料 山楂 10 克，丹参 5 克。

调料 蜂蜜适量。

做法 将山楂、丹参洗净，放入锅内，加适量水煎取汁，加蜂蜜调味。

用法 代茶饮用，每日 1 剂。

功效 活血化瘀，消食化积。改善气血瘀滞引起的高血压眩晕。

温馨提示

不宜与藜芦同用。

玉米须茶：利尿消肿，清肝利胆

来源 民间验方

材料 玉米须 10 克。

做法 将玉米须洗净，放入砂锅中，加入适量清水，大火烧沸后转小火煎煮 20 分钟，去渣取汁即可。

用法 代茶饮，每日 1 剂。

功效 利尿消肿，清肝利胆。适用于肾炎合并高血压的患者，及因高血压引起眩晕的患者。

温馨提示

不作药用时勿服。

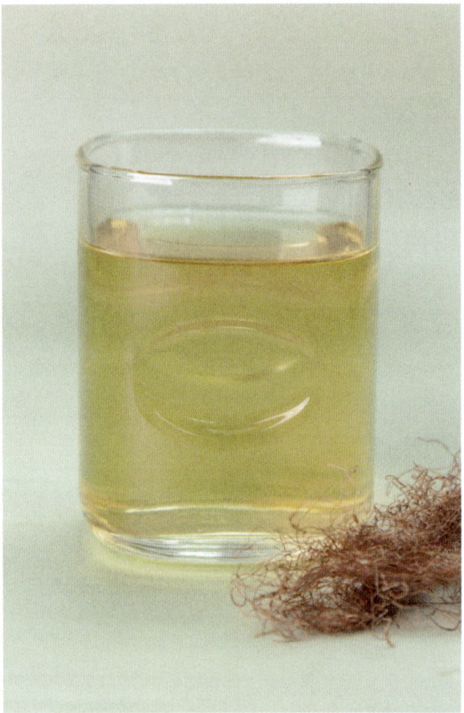

橘皮竹茹茯苓茶：燥湿祛痰，健脾理气

来源《金匮要略》

材料 橘皮、竹茹、茯苓各 10 克。

做法 将上述材料洗净，放入砂锅中，加入适量清水，大火烧沸后转小火煎煮 20 分钟，去渣取汁即可。

用法 代茶饮，每日 1 剂。

功效 改善痰浊内蕴导致的高血压，缓解眩晕、胸闷、恶心等症状。

温馨提示

脾胃虚寒者勿服。

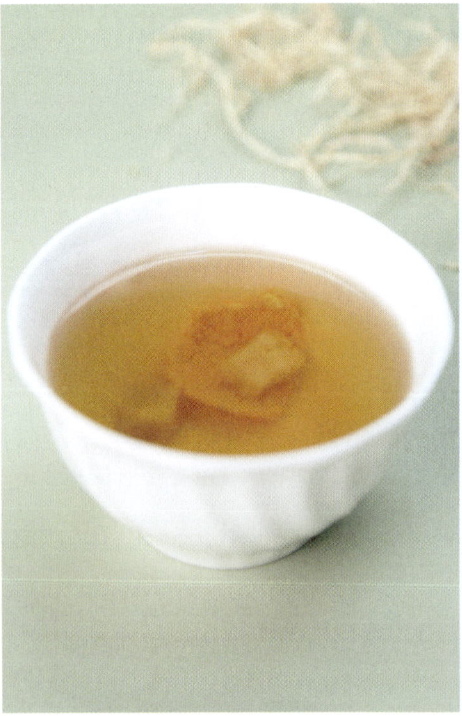

第五章 不同证型高血压的辨证调理及饮食方案

肝火上炎型高血压

典型症状

- ☑ 血压升高
- ☑ 面红目赤
- ☑ 头目胀痛
- ☑ 烦躁易怒

病因分析

肝火上炎型高血压在临床上较为多见，多因长期精神紧张、过度劳累、熬夜、生活不规律、性情急躁所致。

调理思路

清肝泻火。

肝火上炎型高血压的自我判断

1. 感觉身体、脸上发热，口唇的颜色比一般人要红，眼睛发红。
2. 头目胀痛，耳鸣。
3. 口干咽燥，总想喝水，大便容易干结。
4. 急躁易怒、失眠多梦，或伴胸胁胀痛、小便黄赤、舌红等。

日常调理方法

饮食调理原则

饮食应以清肝、平肝、滋补肝阴的食物为主，推荐食物有芝麻、芹菜、苦瓜、绿豆、橘子、草鱼等。应远离辛辣食物及其他刺激性食物，如浓茶、辣椒、韭菜等；少吃煎炸、炙烤、油腻、甜腻的食物。

生活调理窍门

1. 保持充足的休息和睡眠；避免在工作或生活上过度紧张或劳累。
2. 适当运动，如散步、打太极拳等，动作宜轻柔和缓，帮助机体调和气血。
3. 消除不良情绪的刺激，保持心态平和、乐观。

中医治法及精选验方：龙胆泻肝汤

方名：龙胆泻肝汤（《太平惠民和剂局方》）

组成：龙胆草（酒炒）、木通、柴胡、甘草（生用）各6克，黄芩（炒）、栀子（酒炒）、车前子、生地黄（酒炒）各9克，泽泻12克，当归（酒洗）3克。

用法：水煎服，每日1剂，分早晚2次温服。

功效：清泻肝胆实火，清利肝经湿热。主治肝胆实火上炎证：头痛目赤，胁痛，口苦，耳聋，耳肿，舌红苔黄，脉弦数。

解读：方中龙胆草既能清泻肝胆实火，又能清利肝胆湿热，为君药。黄芩、栀子苦寒泻火，燥湿清热，共为臣药。泽泻、木通、车前子渗湿泄热，导热下行；当归、生地黄养血滋阴，去邪而不伤阴血；柴胡疏通肝胆之气，引诸药归肝经；共为佐药。甘草调和诸药，为佐使药。

随证加减变化

头痛、头晕——加石决明、珍珠母各30克。

目赤耳鸣，头痛偏甚——加菊花10克，蝉蜕、决明子、夏枯草各9克。

急躁易怒，胁肋灼痛——加白芍9克，香附6克，川楝子12克。

大便不爽，舌苔黄腻——加胆南星6克，黄连9克。

心烦，小便黄，舌红，口舌生疮——加穿心莲15克，石膏30克。

大便秘结——加当归龙荟丸3克，或加柏子仁9克，瓜蒌仁15克。

温馨提示：脾胃虚寒和阴虚阳亢者慎用。

代表中成药

泻青丸、当归龙荟丸等（请遵医嘱选用）。

精选食疗方

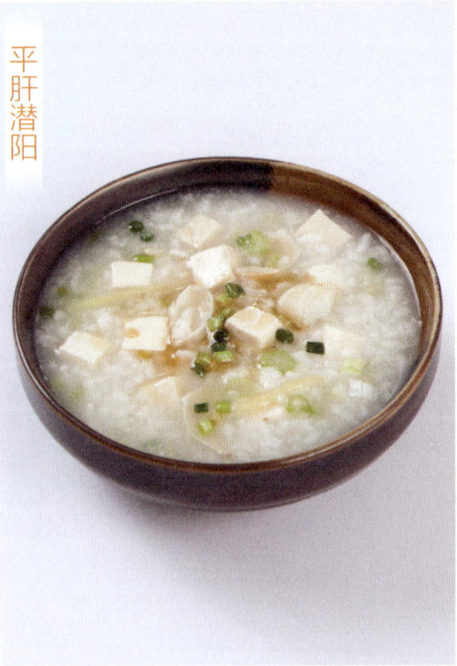

芹菜百合豆腐粥

来源《中医食疗学》

材料 芹菜、豆腐、大米各 100 克，干百合 10 克。

调料 盐 2 克，香油、姜丝各 3 克，葱末 5 克。

做法

1. 芹菜洗净，切段；豆腐洗净，切小块；干百合洗净，泡软；大米洗净，用清水浸泡 30 分钟。
2. 锅内加适量水烧开，放入大米煮粥，七成熟时加入豆腐块、百合、姜丝、葱末，再煮至粥将熟，放入芹菜段煮开，调入盐、香油即可。

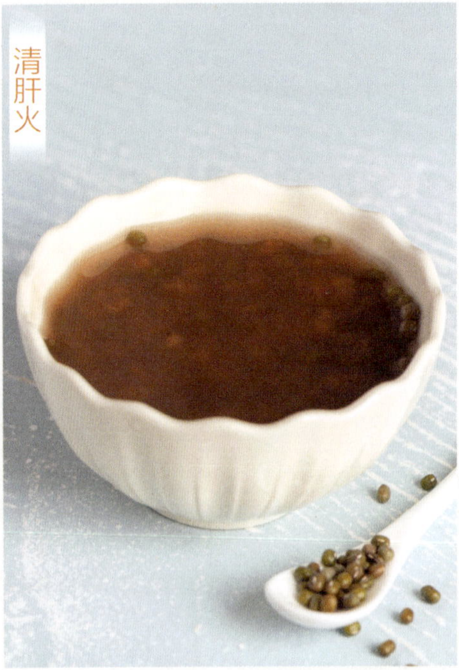

绿豆汤

来源《中医食疗学》

材料 绿豆 100 克。

做法

1. 将绿豆洗净，沥干水分后倒入高压锅中。
2. 在高压锅中加入沸水，煮至绿豆软烂即可。

调理茶饮方

桑叶菊花茶

来源 民间验方

材料 干桑叶、菊花各 5 克。

做法

❶ 将上述材料装入茶包内，用沸水冲泡。

❷ 闷泡 1 分钟后倒掉水，再次冲泡，闷泡 10 分钟即可。

用法 每周 2～3 次，代茶饮用。

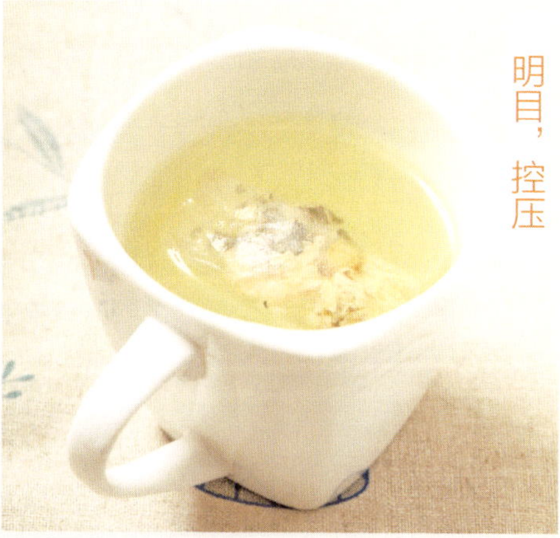

杞菊决明子茶

来源 民间验方

材料 枸杞子 10 克，菊花 6 克，决明子 12 克。

调料 蜂蜜适量。

做法

❶ 枸杞子、菊花、决明子洗净备用。

❷ 放入杯中，用沸水冲泡，加盖闷泡 8 分钟，待茶水温热后调入蜂蜜即可。

用法 每周 2～3 次，代茶饮用。

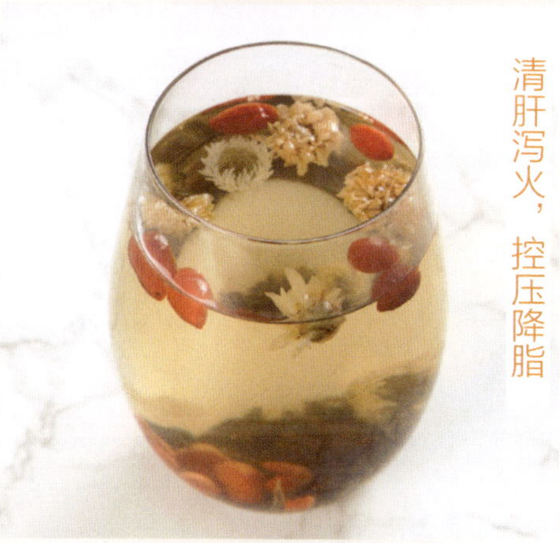

菊花山楂茶

来源 民间验方

材料 菊花 8 克，生山楂 15 克，五味子 5 克，乌龙茶 3 克。

做法

❶ 将上述材料清洗干净，放入杯中，用沸水冲泡。

❷ 加盖闷泡 15 分钟即可。

用法 每周 2～3 次，代茶饮用。

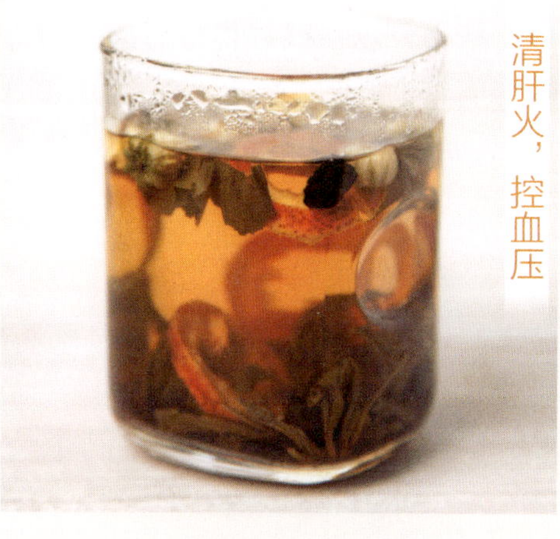

气血两虚型高血压

典型症状

☑ 血压升高
☑ 头痛眩晕
☑ 面色苍白
☑ 心悸失眠
☑ 少气自汗

病因分析

气血两虚型高血压在冬季容易发作，多因脾胃虚弱、饮食不足导致气血生化无源，或因过度劳累、肾气亏虚等耗伤气血所致。

调理思路

补益气血，调养心脾。

气血两虚型高血压的自我判断

1. 时常感到眩晕，全身疲惫乏力，总是头痛。
2. 呼吸时气短，动则加重。
3. 舌体胖大，常有齿痕，舌苔薄白。
4. 体形消瘦或偏胖，面色苍白，说话声音较低微，动辄汗出。
5. 血压特点多为收缩压升高，舒张压不高甚至偏低，压差大。

日常调理方法

饮食调理原则

饮食应以益气补虚、补脾健脾的食物为主。性平偏温、具有补益作用的食物有助于调补气血。可以选择的食材有大枣、山药、桂圆、蜂蜜、牛肉、羊肉、鳝鱼等。

生活调理窍门

1. 发病时宜卧床休息，闭目养神，每天保证6~8小时的睡眠时间，午睡半小时。

2. 起卧时动作宜缓，以防意外。

3. 冬天注意保暖，避风寒，防感冒。

中医治法及精选验方：归脾汤

方名： 归脾汤（《济生方》）

组成： 白术、茯神（去木）、黄芪（去芦）、龙眼肉（即桂圆肉）、酸枣仁（炒，去壳）各 18 克，人参、木香（不见火）各 9 克，甘草（炙）6 克，当归、远志（蜜炙）各 3 克。

用法： 加生姜、大枣水煎服，每日 1 剂，分早晚 2 次温服。

功效： 健脾养心，益气补血。主治心脾气血两虚证：气血不足，体倦食少，心悸健忘，失眠多梦，盗汗，面色萎黄，舌淡，苔薄白，脉细弱。

解读： 方中黄芪补脾益气；龙眼肉既补脾气，又养心血，共为君药。人参、白术补脾益气，与黄芪搭配，补脾益气之功益著；当归补血养心，酸枣仁宁心安神，二药与龙眼肉搭配，补心血、安神志之力更强，均为臣药。佐以茯神养心安神，远志宁神益智；更佐理气醒脾之木香，与诸补气养血药搭配，可使其补而不滞。炙甘草补益心脾之气，并调和诸药，用为佐使。引用生姜、大枣，调和脾胃，以资化源。诸药合用，有益气补血、健脾养心的功效。

随证加减变化

食少便溏——加茯苓、薏米各 10 克。

形寒肢冷、腹中隐痛——加桂枝、干姜各 10 克。

温馨提示： 阴虚内热者慎用。

代表中成药

人参归脾丸、归脾丸、八珍丸、养血清脑颗粒等（请遵医嘱选用）。

精选食疗方

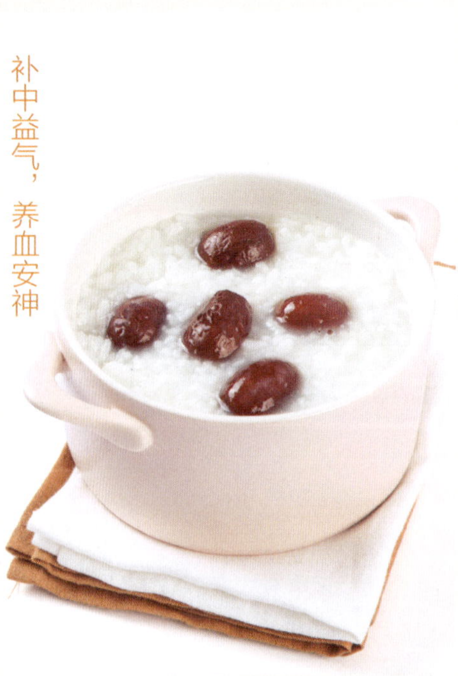

大枣粥

来源 《圣济总录》

材料 大枣5枚，大米100克。

做法

❶ 大米洗净，浸泡30分钟；大枣去核，洗净。

❷ 锅内加适量水，用大火烧开；放入大米和大枣，转小火煎煮至食材烂熟成粥。

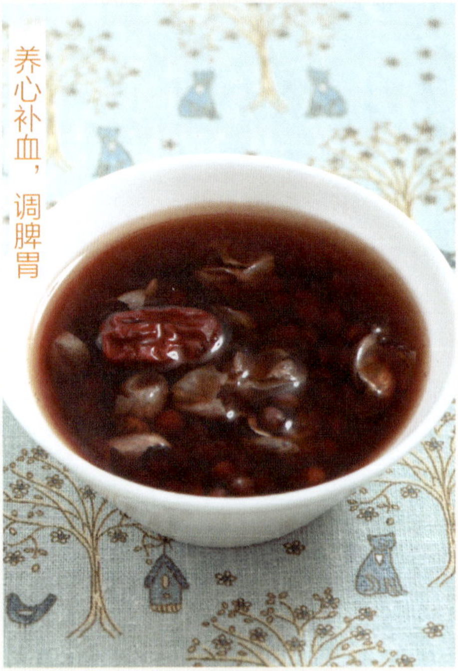

红豆红衣花生汤

来源 民间验方

材料 红衣花生（连衣）、大枣、红豆各30克。

做法

❶ 将红衣花生、大枣和红豆洗净。

❷ 锅内加适量水，放入红衣花生、大枣、红豆，大火煮开后转小火煮至红豆熟烂即可。

调理茶饮方

莲子大枣桂圆茶

来源《中医食疗学》

材料 莲子 10 克，大枣片、桂圆肉各 5 克。

做法 将洗净的莲子、大枣片、桂圆肉放入锅中，加适量水，小火煮至莲子熟烂即可。

用法 每周 2～3 次，代茶饮用。

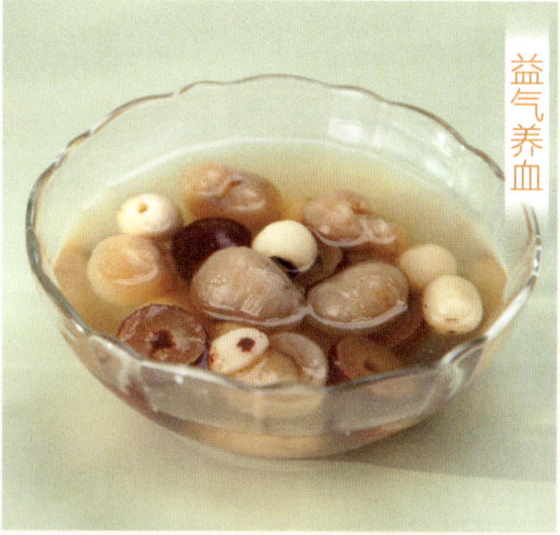

甘麦大枣饮

来源《金匮要略》

材料 大枣片 5 克，甘草 10 克，小麦 20 克。

做法 将洗净的大枣片、甘草、小麦放入锅中，加适量水，小火煮 20 分钟即可。

用法 每周 2～3 次，代茶饮用。

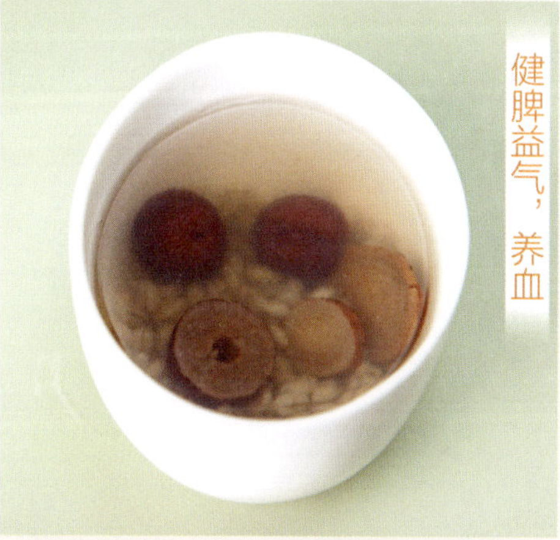

党参黄芪蜂蜜茶

来源 民间验方

材料 党参、黄芪各 10 克，薏米 15 克，蜂蜜 5 克。

做法 将洗净的党参、黄芪、薏米放入锅中，加适量水，小火煮约 30 分钟后，盛入杯中，凉温后，向杯中加入蜂蜜，搅拌均匀即可。

用法 每周 2～3 次，代茶饮用。

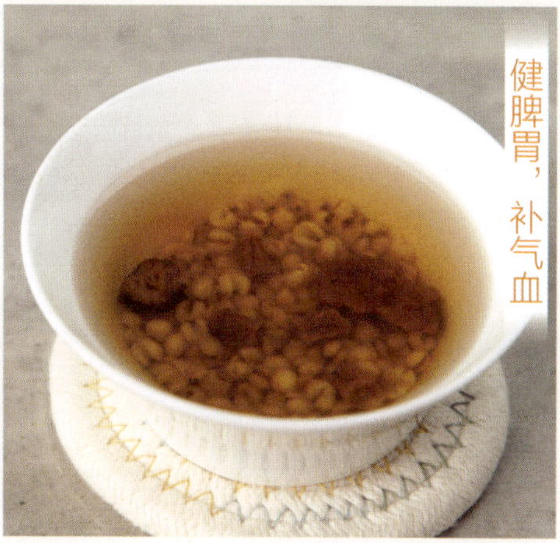

瘀血内阻型高血压

典型症状

- ☑ 血压升高
- ☑ 头痛如针刺
- ☑ 胸闷、胸刺痛
- ☑ 面晦暗，唇青紫

病因分析

瘀血内阻型高血压多因肝郁气滞、寒凝、外伤引起血液的运行瘀滞所致。

调理思路

活血化瘀，通络止痛。

瘀血内阻型高血压的自我判断

1. 肢体麻木，头痛，且头痛部位固定。
2. 心悸，健忘，心前区憋闷或刺痛。
3. 唇色偏暗，舌有瘀斑、瘀点，舌下脉络瘀紫，脉沉弦或脉涩。

日常调理方法

饮食调理原则

饮食宜清淡、易消化，多吃具有活血化瘀、通窍理气作用的食物，如山楂、柠檬、木耳、香菇、油菜、白萝卜等；肝郁气滞者可喝些玫瑰花茶、茉莉花茶以疏肝解郁；适当多饮水。

生活调理窍门

1. 泡热水澡或按摩，有助于改善全身气血运行。
2. 注意劳逸结合，适当卧床休息，保证睡眠充足。
3. 坚持体育锻炼。年轻人可选择球类运动、跳舞、骑自行车、跑步等有氧运动，老年人可选择快步走、打太极拳等，每次锻炼达到微微出汗的程度即可。

中医治法及精选验方：通窍活血汤

方名： 通窍活血汤（《医林改错》）

组成： 赤芍、川芎各3克，桃仁（研泥）、红花、鲜姜（切碎）各9克，老葱（切碎）6克，大枣（去核）7枚，麝香（绢包）0.15克，黄酒250克。

用法： 前七味煎一盅，去滓，将麝香入酒内，再煎二沸，临卧服。

功效： 活血化瘀，通窍活络。主治血瘀所致偏头痛、头面瘀血、脱发等。

解读： 赤芍、川芎、桃仁、红花活血化瘀，通络止痛；鲜姜、老葱通阳行血；大枣健脾益气。主治头面瘀阻。

随证加减变化

气血不足——加黄芪、当归各10克。

神疲乏力——加黄芪、党参各10克。

头痛明显——加全蝎、土鳖虫各5克。

胸痛甚者——加郁金、延胡索各10克。

温馨提示： 孕妇忌用。

代表中成药

愈风宁心片、心血宁片、天麻头痛片、通天口服液、血府逐瘀胶囊等（请遵医嘱选用）。

精选食疗方

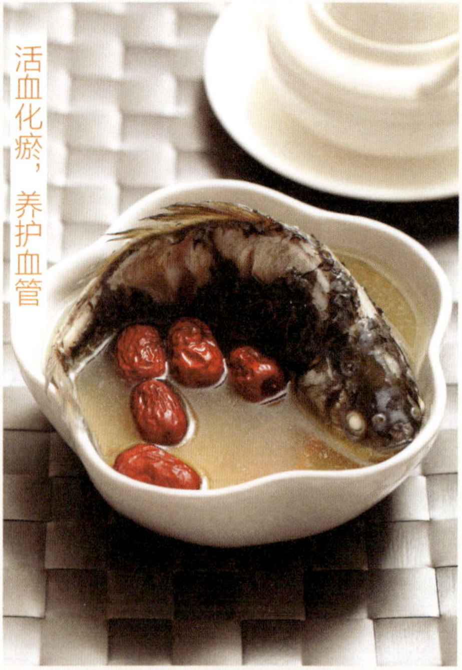

三七炖鲫鱼

来源 民间验方

材料 三七15克，大枣5枚，陈皮5克，鲫鱼1条。

调料 盐、香油各适量。

做法

1. 鲫鱼治净，在背上划几刀；三七洗净，切片；大枣洗净，去核；陈皮洗净。
2. 将三七、大枣、陈皮、鲫鱼一同放入砂锅内，加适量水，开锅后继续炖煮，待鱼煮熟时加入盐和香油调味即可。

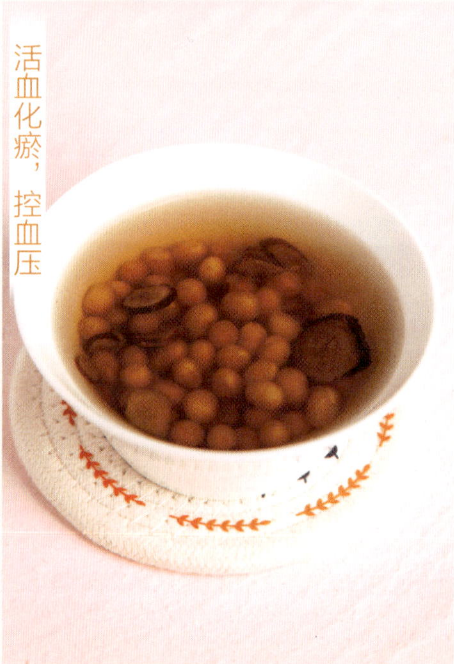

黄豆丹参汤

来源 民间验方

材料 黄豆50克，丹参10克。

调料 蜂蜜适量。

做法

1. 丹参洗净；黄豆洗净，用水浸泡2小时，捞出备用。
2. 将黄豆倒入砂锅内，放入丹参，加适量水，炖煮至黄豆熟烂，加蜂蜜调味即可。

调理茶饮方

桃仁红花茶

来源 民间验方

材料 桃仁、红花各 10 克。

做法 将桃仁、红花洗净，放入砂锅内，加适量水，煎煮 45 分钟后，取汁饮用即可。

用法 每周 2~3 次，代茶饮用。

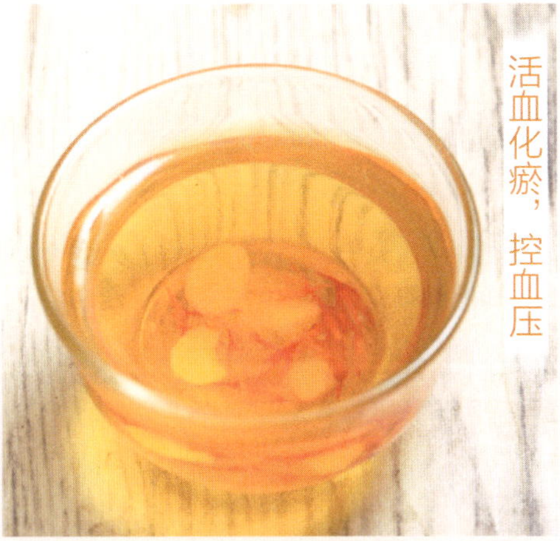

佛手山楂黄芪茶

来源 民间验方

材料 佛手 5 克，山楂片 3 克，黄芪 2 克。

做法 将佛手、山楂片、黄芪洗净，放入杯中，加入适量沸水，加盖闷泡 20 分钟即可。

用法 每周 2~3 次，代茶饮用。

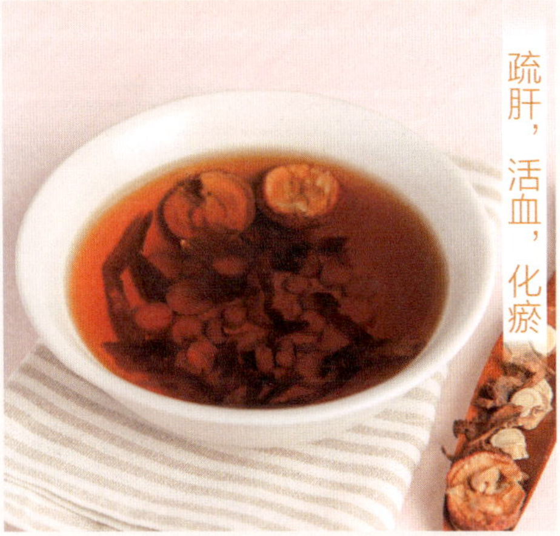

山楂决明子茶

来源《中医食疗学》

材料 山楂、决明子各 5 克。

做法 将山楂、决明子洗净，放入杯中，加入适量沸水，加盖闷泡 20 分钟即可。

用法 每周 2~3 次，代茶饮用。

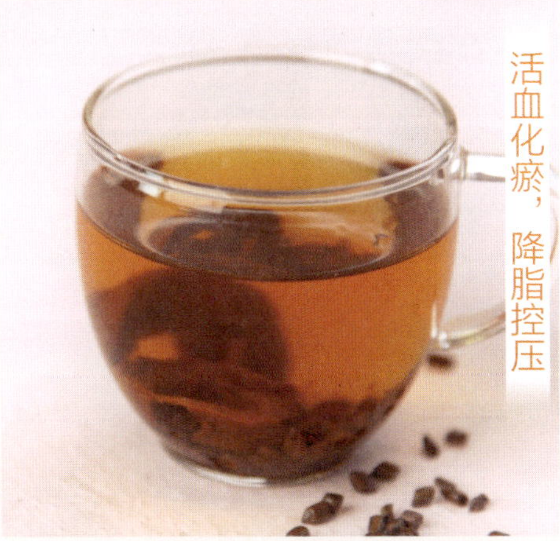

肾精不足型高血压

典型症状

- ☑ 血压升高
- ☑ 心烦不寐
- ☑ 耳鸣腰酸
- ☑ 睡眠不安
- ☑ 心悸健忘

病因分析

肾精不足型高血压多因先天发育不良、禀赋不足，或后天调摄失宜、房事过度、年老肾亏或大病久病伤肾等引起。

调理思路

滋养肝肾，填精益髓。

肾精不足型高血压的自我判断

1. 出现经常性头晕头痛、耳鸣。
2. 伴随症状有：形寒肢冷、夜尿频多、心悸失眠、健忘等。

日常调理方法

饮食调理原则

多吃补肾、助阳、滋阴的食物。偏阴虚者可多吃银耳、百合、海参等清补食物；偏阳虚者可多吃羊肉、韭菜等温补食物。

生活调理窍门

1. 偏阳虚者应及时添加衣物，注意保暖；偏阴虚者应避免上火。
2. 注意劳逸结合，避免在工作或生活上过度紧张或劳累，慎行房事。
3. 心态保持平和，切忌恼怒、多思多虑。

中医治法及精选验方：左归丸

方名： 左归丸（《景岳全书》）

组成： 熟地黄 24 克，川牛膝（酒洗，蒸熟）9 克，山药（炒）、枸杞子、山茱萸肉、菟丝子（制）、鹿角胶（敲碎，炒珠）、龟甲胶（切碎，炒珠）各 12 克。

用法： 蜜丸，每服 9 克，一日 2～3 次；亦可作汤剂，水煎服。

功效： 滋阴补肾，填精益髓。主治头晕目眩、腰酸腿软、自汗盗汗、口燥舌干、舌红少苔、脉细等。

解读： 熟地黄、山茱萸肉、山药滋阴补肾；枸杞子、菟丝子、鹿角胶滋肾助阳，益精填髓；川牛膝强肾益精；龟甲胶滋阴降火，补肾壮骨。

随证加减变化

肺热而烦——加麦冬 5 克。

血滞——加牡丹皮 5 克。

心热而躁——加玄参 5 克。

泄泻腹痛——加人参、肉豆蔻各 5 克。

温馨提示： 服药期间忌吃油腻、生冷食物。

代表中成药

肾阴虚：六味地黄丸、杞菊地黄丸、大补阴丸等；肾阳虚：金匮肾气丸、参茸丸等（请遵医嘱选用）。

精选食疗方

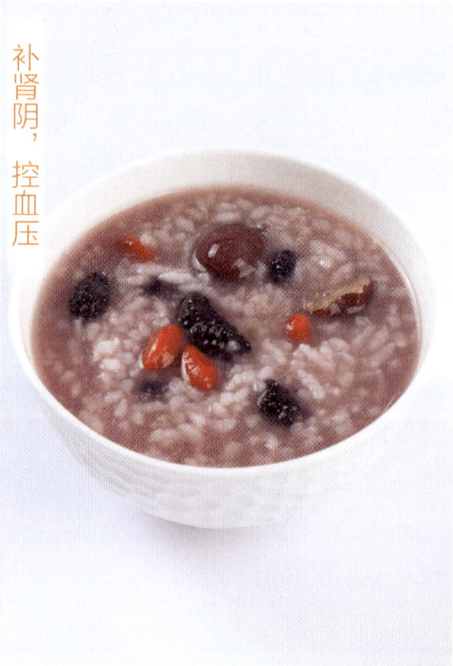

桑葚粥

来源《本草纲目》

材料 桑葚 40 克，大米 100 克，枸杞子 10 克，大枣 5 枚。

做法

1. 枸杞子、桑葚洗净；大枣洗净，去核；大米洗净，浸泡 30 分钟。
2. 锅内加适量清水烧开，加入大米和大枣，大火煮开后转小火煮 30 分钟，加入枸杞子、桑葚继续煮 5 分钟即可。

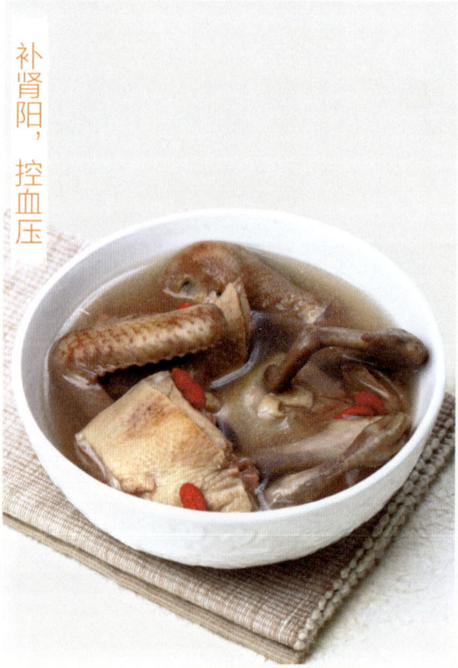

枸杞乳鸽汤

来源 民间验方

材料 乳鸽 500 克，枸杞子 30 克。

调料 盐、料酒、葱段、姜片、胡椒粉、香油各适量。

做法

1. 将乳鸽去净毛及内脏，洗净，剁成块，入沸水焯去血沫；将枸杞子洗净，放入碗中，加温水泡 30 分钟，泡软后沥干水分。
2. 将乳鸽块、枸杞子、料酒、葱段、姜片一起放入大碗内，加入适量水，上笼蒸 2 小时，将胡椒粉、盐加入汤中，淋上香油即可。

调理茶饮方

枸杞杜仲茶

来源 民间验方

材料 枸杞子 10 克，杜仲 8 克。

做法 将洗净的枸杞子、杜仲一起放入杯中，倒入沸水，加盖闷泡约 10 分钟即可饮用。

用法 每周 2~3 次，代茶饮用。

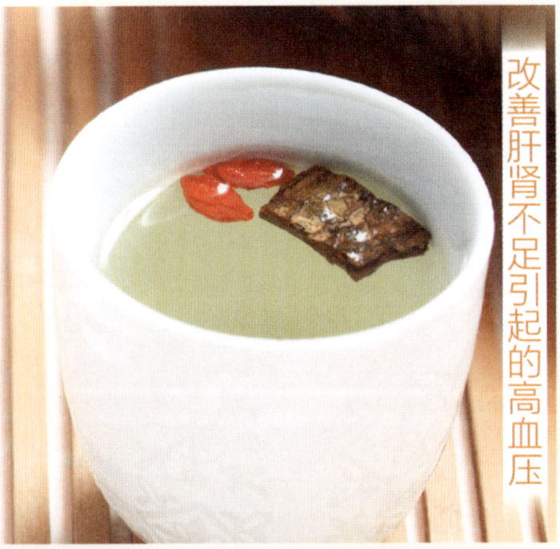

莲子大枣茶

来源 民间验方

材料 泡发莲子 15 克，大枣 1 枚。

做法 将洗净的莲子、大枣一起放入锅中，倒入适量清水，大火烧沸，转小火煎煮至莲子软烂，待凉温即可饮用。

用法 每周 2~3 次，代茶饮用。

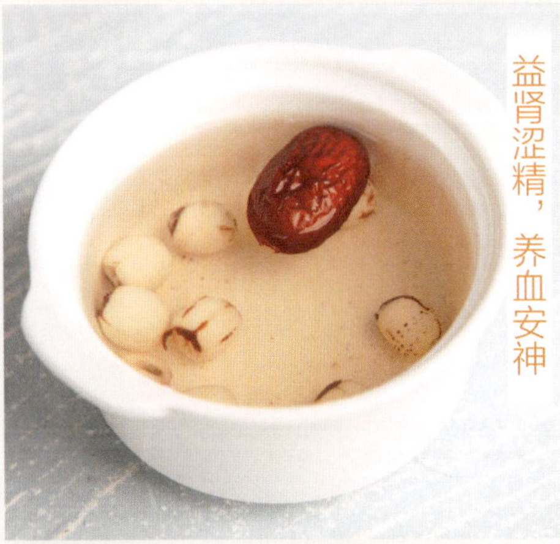

黑芝麻木耳茶

来源 民间验方

材料 干木耳 30 克，黑芝麻 15 克。

做法 将洗净泡发、剁成碎末的木耳炒至发黑稍微有些焦味，再将黑芝麻炒香，然后将二者混合均匀。

用法 每次取 5 克，用沸水冲服，代茶饮用。

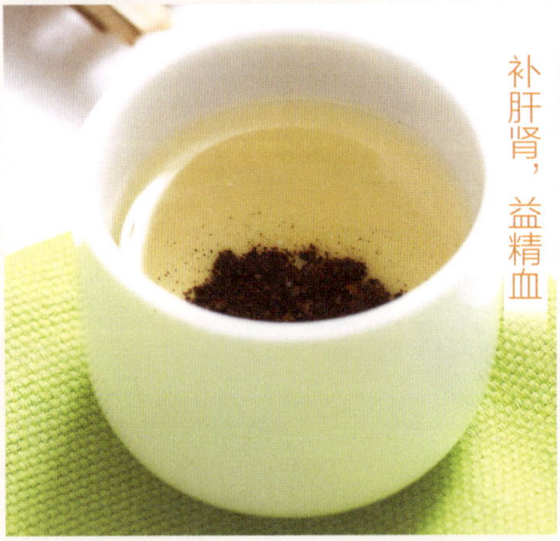

痰湿内阻型高血压

典型症状

- ☑ 血压升高
- ☑ 体形肥胖
- ☑ 神疲乏力
- ☑ 食欲不振

病因分析

痰湿内阻型高血压多因身体肥胖、饮食不节、恣食肥甘厚腻损伤脾胃所致。

调理思路

健脾化湿，化痰通络，降逆止痛。

痰湿内阻型高血压的自我判断

1. 以体形肥胖、腹部肥满等痰湿表现为主要外部特征。

2. 常感到头晕目眩、头重如裹、四肢麻木沉重、胸闷恶心、不思饮食、困倦嗜睡。

3. 以面部多油、多汗且黏腻，胸闷，痰多为主要表现，同时伴有面色暗黄、眼泡水肿、困倦、舌头胖大、舌苔白腻。

4. 对湿气过重的梅雨季节不适应，在梅雨季节高血压症状容易加重。

日常调理方法

饮食调理原则

按时进食，可多吃清淡、开胃、消食、清热利湿的食物，如萝卜、山楂、薏米、赤小豆（红豆）、玉米、冬瓜等。呕吐剧烈时，宜暂时禁食，可喝生姜水降逆止呕；呕吐停止后，进食流质素食。忌食生冷、甜黏、油腻、辛辣食物等生热、生痰、生湿的食物。

生活调理窍门

1. 居室宜通风、干燥、温度适宜、光线柔和。

2. 日常锻炼宜遵循循序渐进、量力而行、劳逸结合的原则，如散步可采用慢速或中速，每次散步 30～60 分钟。

中医治法及精选验方：半夏白术天麻汤

方名： 半夏白术天麻汤（《医学心悟》）

组成： 半夏 9 克，天麻、茯苓、橘红各 6 克，白术 18 克，甘草 3 克。

用法： 加生姜 1 片，大枣 2 枚，水煎服。每日 1 剂，分早晚 2 次温服。

功效： 燥湿化痰，平肝息风。主治痰饮上逆、痰厥头痛、多痰、眩晕、恶心呕吐等。

解读： 半夏、橘红健脾燥湿化痰；茯苓利水渗湿；白术燥湿健脾；天麻息风止眩；甘草、生姜、大枣健脾和胃。

随证加减变化

痰阻、气郁、化火——加枳实 10 克，黄芩 15 克，竹茹 12 克。

脘闷不舒、腹胀欲呕——加砂仁 10 克，白豆蔻 12 克。

眩晕严重且伴有头痛、呕吐——加生姜 5 片，竹茹 10 克，代赭石 12 克。

耳鸣、痰多——加葱白 10 克，郁金 12 克，石菖蒲 10 克。

温馨提示： 此方不适用于肝肾阴虚、气血不足所致眩晕。

代表中成药

安脑丸、眩晕宁颗粒、蛇胆陈皮口服液、半夏天麻丸、牛黄降压丸等（请遵医嘱选用）。

精选食疗方

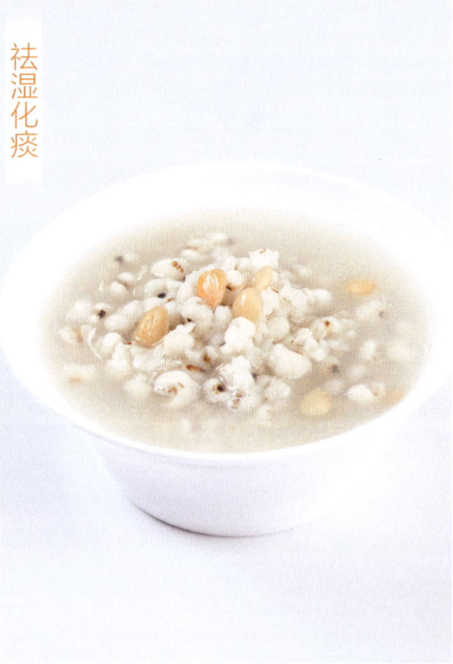

祛湿化痰

杏仁粥

来源《食医心镜》

材料 薏米 50 克，甜杏仁 10 克。

调料 冰糖适量。

做法

❶ 甜杏仁洗净，去皮；薏米淘洗干净，浸泡 2 小时。

❷ 锅置火上，加入适量清水大火煮开，加入薏米、甜杏仁，转小火煮至熟，加入冰糖煮至化开即可。

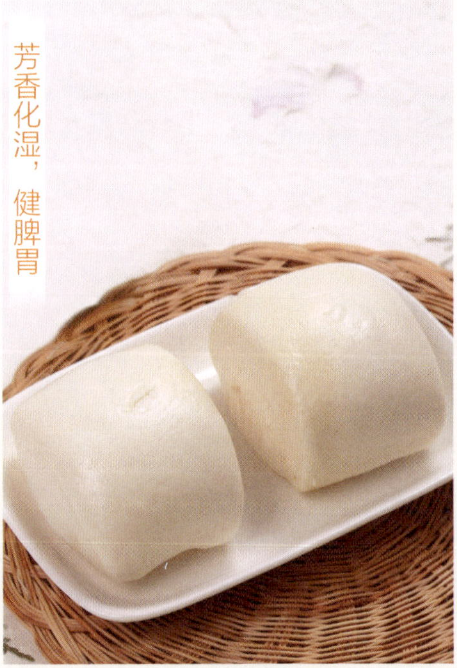

芳香化湿，健脾胃

豆蔻茯苓馒头

来源 民间验方

材料 豆蔻 5 克，茯苓 10 克，面粉 250 克，酵母 3 克。

做法

❶ 豆蔻去壳，烘干研成细粉；茯苓洗净烘干，研成细粉。

❷ 将面粉、豆蔻粉、茯苓粉、酵母和匀，加适量水，揉成面团，发酵待用。

❸ 将面团制成每个重 20 克的馒头坯，上笼蒸 20 分钟即可。

调理茶饮方

荷叶山楂薏米茶

来源《中医食疗学》

材料 炒薏米30克，荷叶10克，山楂15克。

做法 将上述材料洗净，一起放入锅中，加水煮汤。

用法 每周2~3次，代茶饮用。

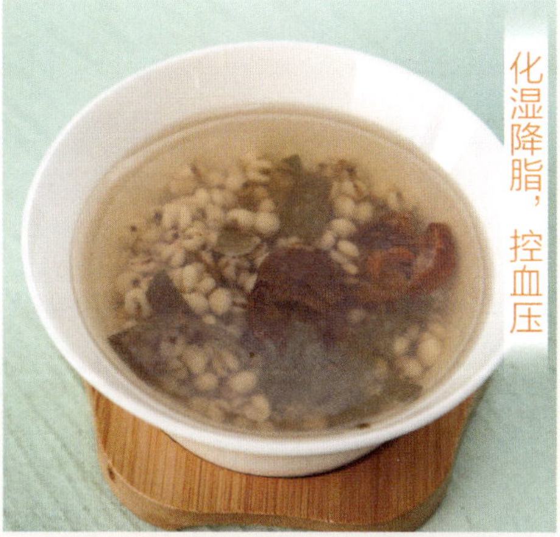

山楂二皮茶

来源《中医食疗学》

材料 山楂20克，陈皮15克，冬瓜皮30克。

调料 白糖适量。

做法

1. 山楂洗净，切片；陈皮、冬瓜皮洗净备用。
2. 锅内加适量水，放入山楂片、陈皮、冬瓜皮，小火煮15~20分钟，调入白糖即可饮用。

用法 每周2~3次，代茶饮用。

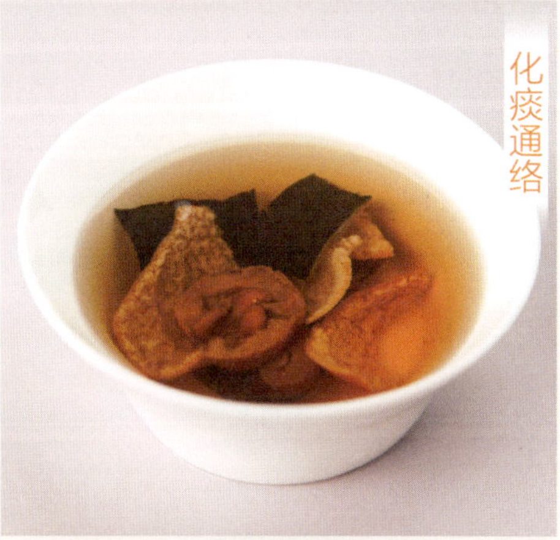

麦芽山楂茶

来源 民间验方

材料 炒麦芽10克，山楂干5克。

调料 红糖适量。

做法 将炒麦芽、洗净的山楂干一起放入杯中，倒入沸水，加盖闷泡10分钟，加入红糖拌匀后即可饮用。

用法 每周2~3次，代茶饮用。

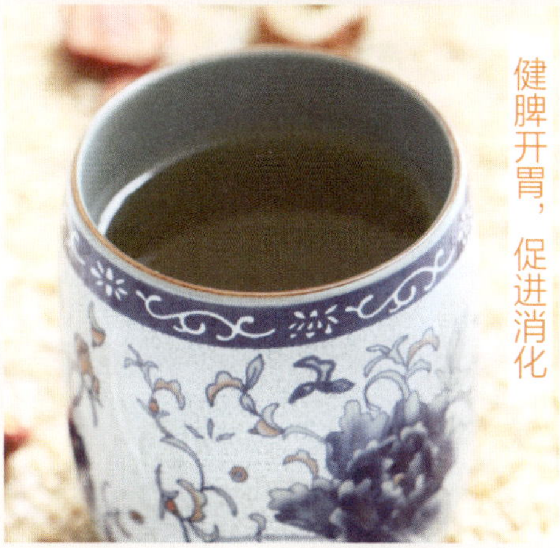

阴虚阳亢型高血压

典型症状

- ☑ 血压升高
- ☑ 头晕目眩
- ☑ 五心烦热
- ☑ 腰膝酸软
- ☑ 口燥咽干

病因分析

阴虚阳亢型高血压在临床上较为多见，多因长期精神紧张、过度劳累、年高阴亏或房劳过度、耗损肝阴所致。

调理思路

平肝潜阳，滋养肝肾，清火息风。

阴虚阳亢型高血压的自我判断

1. 口干咽燥，两颧发红，尿黄便干，舌红少津。
2. 头晕耳鸣，腰膝酸痛，眼睛干涩。
3. 手心脚心发热，失眠多梦，潮热盗汗。

日常调理方法

饮食调理原则

饮食应以平肝潜阳、滋补肝肾的食物为主。多吃黑芝麻、木耳、黑豆、黑米、山药、枸杞子等滋补肝肾的食物；忌食辛辣食物、烟熏食物、腌制食物、高糖食物、肥腻食物等。

生活调理窍门

1. 保持良好的作息习惯，保证睡眠充足，节制房事。
2. 积极参加户外运动，如慢跑、骑自行车、打太极拳等。
3. 切忌生气恼怒、紧张、情绪激动或过度思虑。

中医治法及精选验方：天麻钩藤饮

方名： 天麻钩藤饮（《中医内科杂病证治新义》）

组成： 钩藤（后下）、川牛膝各 12 克，生决明（先煎）18 克，天麻、山栀、黄芩、杜仲、益母草、桑寄生、夜交藤、朱茯神各 9 克。

用法： 水煎服，每日 1 剂，分早晚 2 次温服。

功效： 平肝息风，清热活血，补益肝肾。主治肝阳偏亢，肝风上扰证：头痛，眩晕，失眠，舌红苔黄，脉弦数等。

解读： 方中天麻、钩藤平肝息风，为君药。生决明平肝潜阳，除热明目，助君药平肝息风；川牛膝引血下行，兼益肝肾，并能活血利水，共为臣药。杜仲、桑寄生补益肝肾以治本；山栀、黄芩清肝降火；益母草和川牛膝活血利水，以利于平降肝阳；夜交藤、朱茯神宁心安神，均为佐药。诸药合用，有平肝息风、清热活血、补益肝肾的功效。

随证加减变化

肝气郁结——加柴胡 10 克，白芍 20 克。

火热亢盛、口干口苦明显——加龙胆草、夏枯草各 10 克，牡丹皮 12 克。

温馨提示： 若患者出现筋脉拘急、手足痉挛、舌绛少苔等症状，要停用此方。

代表中成药

天麻钩藤颗粒、牛黄降压丸、脑立清丸等（请遵医嘱选用）。

精选食疗方

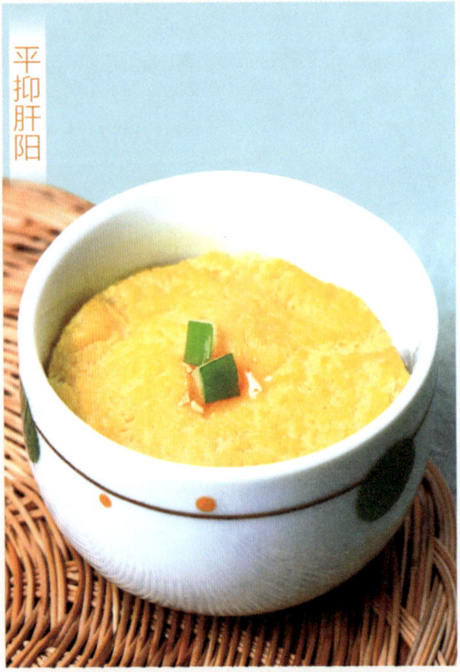

天麻蒸蛋

来源 民间验方

材料 天麻15克，鸡蛋2个。

调料 盐、香油、葱花各适量。

做法 天麻洗净浮尘，水煎1小时后去渣，磕入鸡蛋打匀，隔水蒸熟，加盐、香油调味，撒上葱花即可。

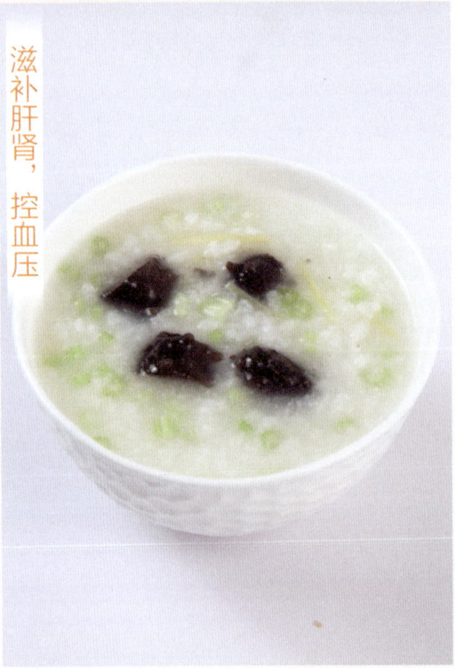

海参芹菜粥

来源 民间验方

材料 海参50克，芹菜30克，大米100克。

调料 盐、姜丝各3克。

做法

1. 大米洗净，用水浸泡30分钟；芹菜洗净，切小丁；海参洗净，切小块。
2. 锅内加适量清水烧开，加入大米，大火煮开后转小火煮30分钟，放入姜丝、海参块和芹菜丁煮熟，加盐调味即可。

调理茶饮方

银耳鸡蛋饮

来源《中医食疗学》

材料 干银耳 6 克，鸡蛋 2 个。
调料 冰糖适量。
做法
❶ 干银耳洗净，泡发，煮烂。
❷ 取蛋清，加适量水调匀，倒入锅中，加冰糖煮沸，再与银耳调匀即可。
用法 每周 2～3 次，代茶饮用。

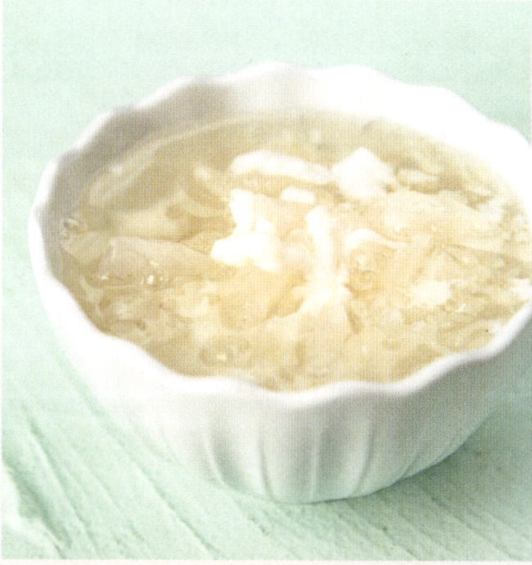

滋养肝肾

女贞子芝麻决明子茶

来源 民间验方

材料 女贞子 10 克，黑芝麻、桑葚、决明子各 5 克。
做法
❶ 女贞子、黑芝麻、桑葚、决明子洗净备用。
❷ 锅内加适量水，放入女贞子、黑芝麻、桑葚、决明子，小火煮 15～20 分钟，去渣取汁。
用法 每周 2～3 次，代茶饮用。

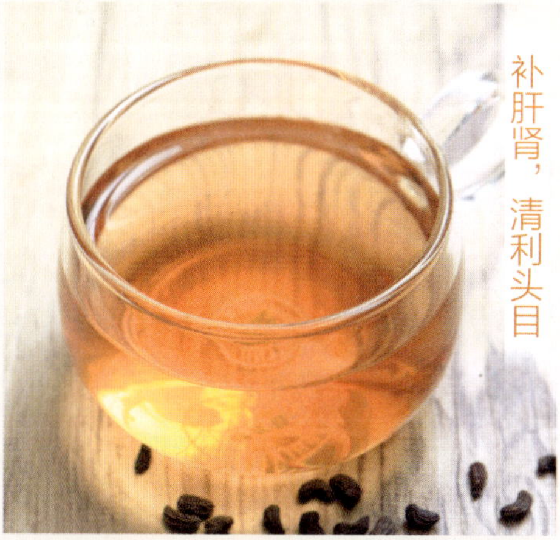

补肝肾，清利头目

枸杞麦冬茶

来源 民间验方

材料 枸杞子 10 克，麦冬 5 克。
做法 将洗净的枸杞子、麦冬一起放入杯中，倒入沸水，加盖闷泡约 10 分钟即可饮用。
用法 每周 2～3 次，代茶饮用。

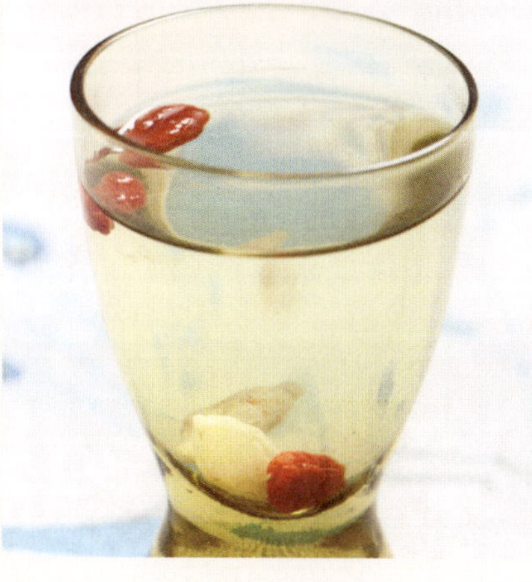

补肝肾，生津止渴

冲任失调型高血压

典型症状

- ☑ 血压升高
- ☑ 头晕头痛
- ☑ 心烦失眠
- ☑ 月经前后出现
- ☑ 更年期前后出现
- ☑ 情绪波动

病因分析

冲任失调型高血压常见于女性，多因阴虚阳盛，肝郁化热伤阴，或脾胃郁热伤阴所致。

调理思路

调摄冲任，滋阴潜阳。

冲任失调型高血压的自我判断

1. 女性月经来潮或更年期前后出现血压波动。
2. 伴有头痛、头晕、心烦、失眠、胁痛、全身不适等症状。

日常调理方法

饮食调理原则

饮食应清淡、富有营养，以帮助调摄冲任。枸杞子、覆盆子、桑葚、大枣、当归、阿胶、山药、肉桂等都是不错的选择。多吃新鲜蔬果，多喝水，保持大便通畅。

生活调理窍门

1. 注意劳逸结合，保证有充足的休息和睡眠时间，节制房事。
2. 远离生气恼怒、悲观、绝望、忧心忡忡等不良情绪。

中医治法及精选验方：二仙汤

方名： 二仙汤（《妇产科学》）

组成： 仙茅、淫羊藿（又名仙灵脾）、当归、巴戟天各 9 克，黄柏、知母各 4.5 克。

用法： 水煎服，每日 1 剂，分早晚 2 次温服。

功效： 益气，清热，固表。主治女性月经来潮或更年期前后出现的头痛、头晕、心烦、失眠、胁痛、全身不适等。

解读： 方中仙茅、淫羊藿补肾阳，益精气，共为君药。巴戟天温补肾阳，强筋骨；当归养血柔肝，二者共为臣药。知母、黄柏滋补肾阴，泻虚火，既可治肾阴不足所致虚火上炎，又可缓解仙茅、淫羊藿之辛热猛烈，为佐使药。诸药合用，有温补肾阳、滋阴降火、调理冲任的功效。

随证加减变化

烘热，汗出——加黄芪、浮小麦各 15 克，牡丹皮 20 克。

心悸，乏力，气短——加党参 15 克，麦冬 12 克，五味子 6 克。

失眠，心烦——加黄连 6 克，阿胶（烊化）9 克，肉桂 3 克，酸枣仁 30 克。

悲伤欲哭，情绪低落——加浮小麦 30 克，郁金、大枣各 9 克，甘草 10 克，香附 6 克，柴胡 12 克。

温馨提示： 服药期间忌食辛辣刺激食物。

代表中成药

二仙丸、二仙口服液等（请遵医嘱选用）。

精选食疗方

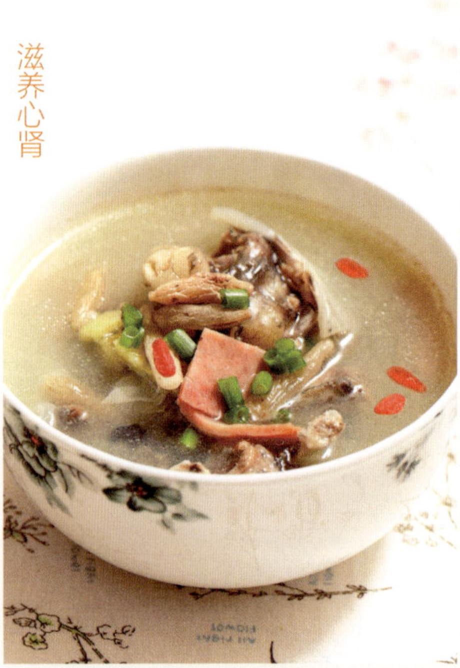

滋养心肾

二冬甲鱼汤

来源 民间验方

材料 甲鱼1只，天冬、麦冬各15克，火腿2片，枸杞子5克。

调料 葱段、姜片、盐、料酒各适量。

做法

1. 将甲鱼去头、内脏、爪、尾，洗净入锅，加适量水，煮沸后转小火煮20分钟，取出，切除上壳和腹甲，肉切小块。
2. 另起锅，锅中放入洗净的天冬、麦冬、枸杞子及甲鱼块、火腿，加适量水，放入葱段、姜片、料酒，炖煮至甲鱼熟烂，加盐调味即可。

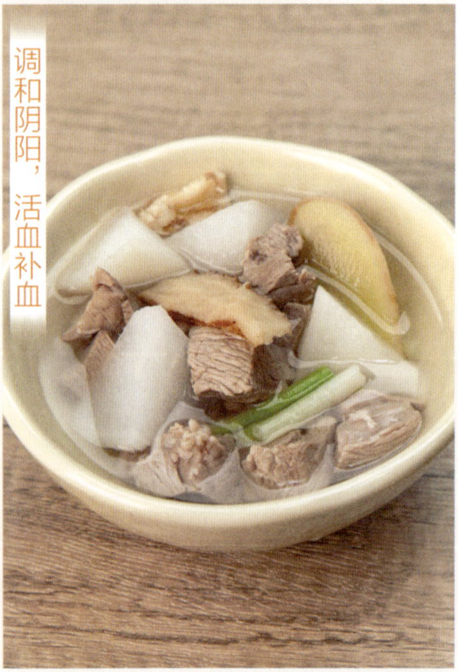

调和阴阳，活血补血

当归羊肉萝卜汤

来源 民间验方

材料 当归10克，羊肉200克，白萝卜300克。

调料 料酒30毫升，盐2克，葱段、姜片各适量。

做法

1. 羊肉洗净，切块，焯水备用；白萝卜洗净，削皮，切块；当归洗净。
2. 将羊肉块、当归、料酒、葱段、姜片一同放入砂锅内，加适量开水，大火煮沸后转小火煮40分钟左右，加入白萝卜块，继续煮15分钟，放盐调味即可。

山药黄豆桑葚鸡肉汤

来源 民间验方

材料 鸡肉 200 克，黄豆、山药各 30 克，三七 3 克，桑葚、钩藤各 10 克。

调料 盐适量。

做法

1. 鸡肉洗净，切块备用；山药去皮，洗净，切块；黄豆、三七、桑葚、钩藤洗净，用清水浸泡 40 分钟。
2. 将浸泡后的三七、桑葚、钩藤放入锅中，加适量水煎煮 30 分钟后关火，去渣取汁，放入砂锅（另起）内。
3. 加入鸡肉块、黄豆炖煮至熟，再加入山药块煮熟，放盐调味即可。

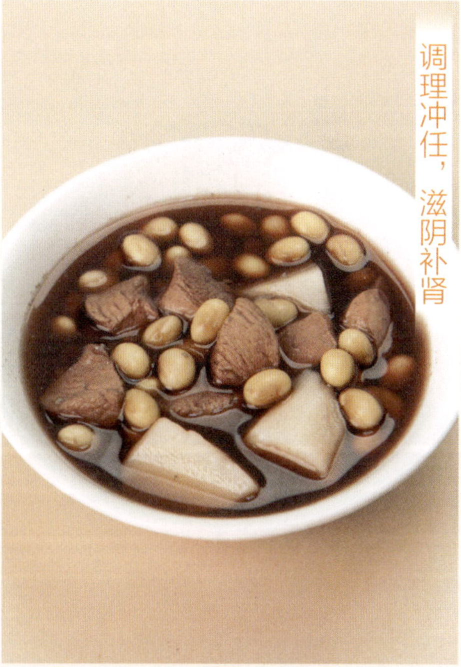

清蒸牡蛎

来源 民间验方

材料 新鲜牡蛎 200 克。

调料 生抽 5 克，香油 3 克。

做法

1. 新鲜牡蛎刷洗干净；生抽加香油调成味汁。
2. 锅内加适量水烧开，将牡蛎放入蒸屉，蒸至开口，再虚蒸 3~5 分钟，出锅，倒上味汁即可。

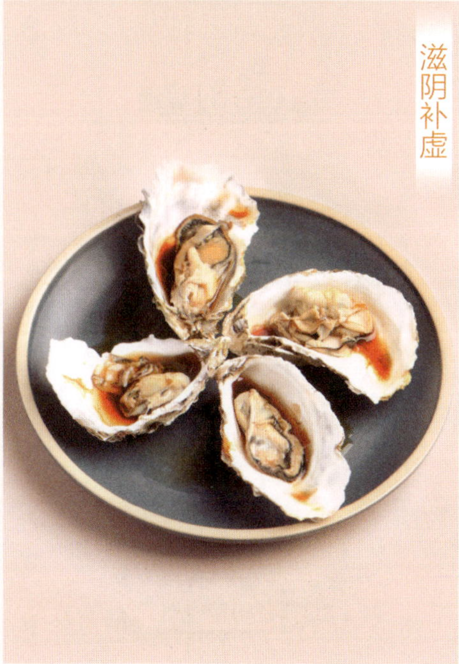

调理茶饮方

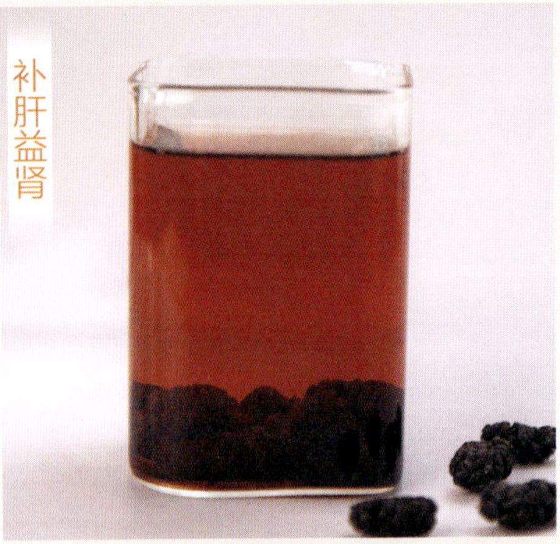

桑葚蜜饮

来源《中医食疗学》

材料 桑葚 50 克。

调料 蜂蜜适量。

做法 桑葚去杂质，洗净，放入锅内，加适量水，小火煮 1 小时后关火，凉温后加蜂蜜即可。

用法 每周 2～3 次，代茶饮用。

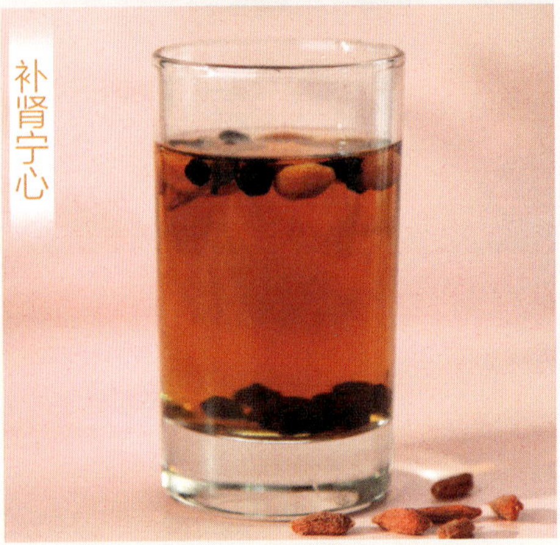

五味枸杞饮

来源《摄生众妙方》

材料 五味子、枸杞子各 10 克。

调料 冰糖 5 克。

做法 将洗净的五味子、枸杞子一起放入锅内，加适量水，煎煮 40 分钟，加入冰糖，煮至冰糖化开即可。

用法 每周 2～3 次，代茶饮用。

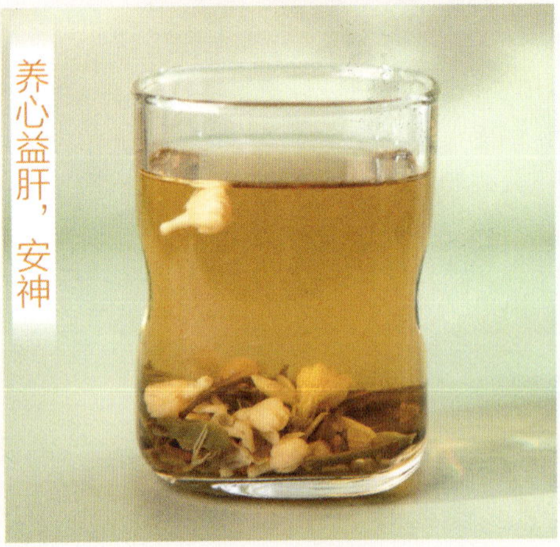

酸枣仁茶

来源 民间验方

材料 酸枣仁 5 克，花茶 2 克。

做法

1. 将洗净的酸枣仁放入砂锅中，加入适量清水煎煮 20 分钟，去渣取汁。
2. 将花茶放入杯中，用酸枣仁汁冲泡即可。

用法 每周 2～3 次，代茶饮用。

第六章 高血压并发症的中医调理及饮食方案

高血压并发糖尿病

典型症状

- ☑ 眩晕
- ☑ 头痛
- ☑ 多饮
- ☑ 多食
- ☑ 多尿
- ☑ 体形消瘦

病因分析

中医认为，高血压并发糖尿病的基本病理机制是机体阴阳平衡失调，在肝肾阴虚阳亢的基础上，又有燥热内生、耗伤阴津而使水谷运化失常。

调理思路

滋补肝肾，养阴生津。

日常调理方法

饮食调理原则

1. 一日三餐定时定量，细嚼慢咽，切忌暴饮暴食。血糖控制不好的患者应少食多餐，以免餐后血糖迅速升高。

2. 日常饮食一定要做到低糖、低盐、低脂。

3. 优选柚子、柠檬等含糖量低的水果。水果要在两餐之间吃。但若血糖控制不佳，则应慎食水果。

4. 晚餐最好安排在下午 6～7 点，这样晚饭后有时间进行适量运动。

生活调理窍门

1. 做好血压和血糖的监测至关重要。患者和家属应熟练掌握家庭测量血压和血糖的方法，严密观察病情变化。

2. 要做好皮肤护理，避免刺伤或抓伤。清洗时宜选择刺激性小的沐浴液。穿松紧合适的鞋袜，注意保护足部。

精选食疗方

竹茹饮

来源《圣济总录》

材料 竹茹 10 克，乌梅 3 克，甘草 1 克。

做法

❶ 竹茹、乌梅、甘草分别洗净。

❷ 锅内加适量清水，放入竹茹、乌梅、甘草，大火煮开，转小火煮 30 分钟即可。

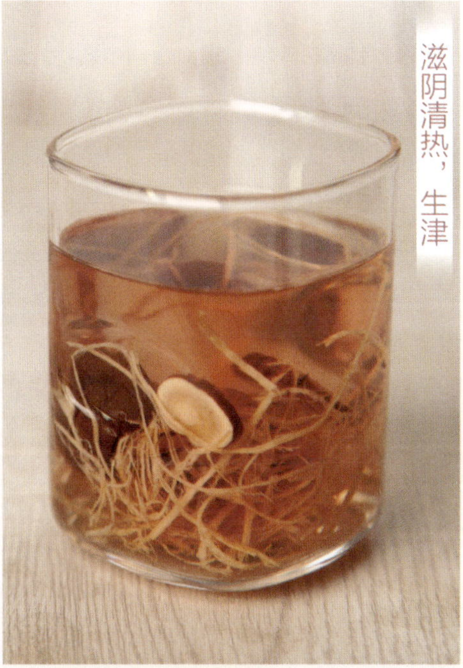

苦瓜炒肉片

来源《中医食疗学》

材料 鲜苦瓜 300 克，猪肉 150 克。

调料 生抽、盐各适量。

做法

❶ 苦瓜、猪肉分别洗净，控水，切片。

❷ 锅内加油烧热，放入猪肉片略炒，放入苦瓜片翻炒，炒至肉熟，加生抽、盐炒匀即可。

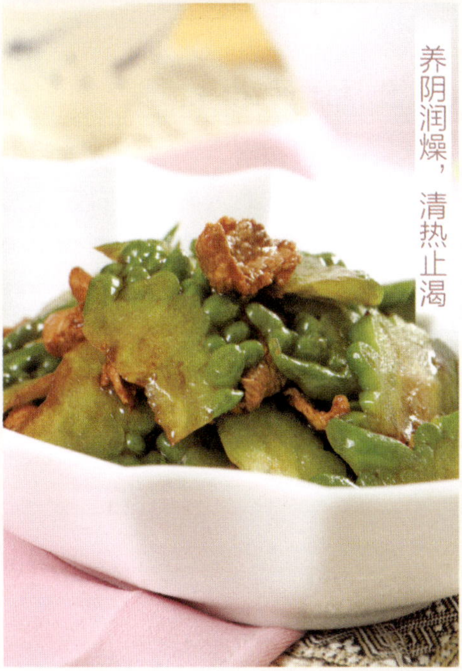

高血压并发血脂异常

典型症状

☑ 血压升高
☑ 头晕头痛
☑ 困倦乏力

病因分析

中医认为，高血压并发血脂异常主要与机体阴阳平衡失调，气滞血瘀、痰浊内生等因素有关。

调理思路

活血化瘀，化痰降浊。

日常调理方法

饮食调理原则

1. 饮食宜清淡，注意粗细粮搭配，一日三餐定时定量，切忌暴饮暴食。

2. 严格控制热量的摄入，坚持低盐、低脂饮食。

3. 烹调用油以植物油为主，烹调时宜采用蒸、煮、炖等用油少的方法，避免采用煎炸、油爆等用油多的方法。

生活调理窍门

1. 寒冷会引起周围血管收缩，增加血液黏度，易诱发心脑血管疾病，因此日常起居要注意及时增减衣物，尤其冬季更要注意防寒保暖。

2. 多数患者体形较胖，坚持适度运动有助于降低血压、血脂。患者可选择步行、慢跑、游泳等有氧运动，每周运动 3~5 次，每次持续 30~60 分钟。

3. 远离烟酒。

精选食疗方

荷叶枸杞山楂粥

来源 民间验方

材料 干荷叶 1 张，大米 100 克，枸杞子 5 克，鲜山楂 20 克。

做法

❶ 大米洗净，用水浸泡 30 分钟；枸杞子洗净；荷叶洗净，切片；鲜山楂洗净，去核。

❷ 锅内加适量清水烧开，加入大米，大火煮开后转小火煮至米粒裂开，加入荷叶片、枸杞子、山楂同煮。米粒软烂时盛出，拣出荷叶即可。

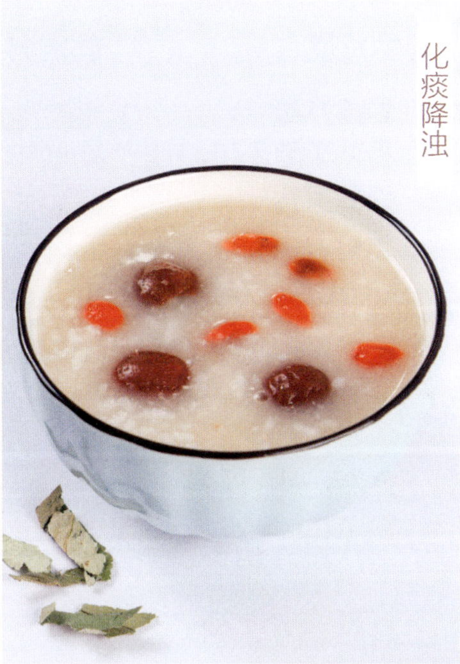

化痰降浊

凉拌黄瓜

来源《中医食疗学》

材料 黄瓜 300 克，熟黑芝麻 9 克。

调料 盐 1 克，蒜末、醋、香菜末各适量，香油 2 克。

做法

❶ 黄瓜洗净，用刀拍至微碎，切块。

❷ 将黄瓜块放入盘中，加盐、蒜末、醋、香菜末和香油拌匀，撒上熟黑芝麻即可。

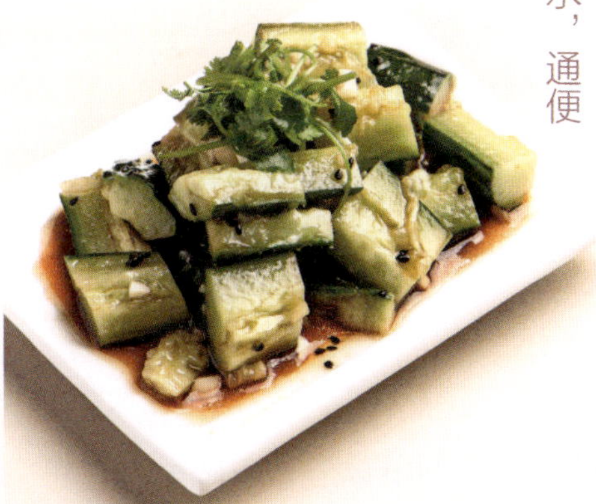

清热利水，通便

高血压并发痛风

典型症状

- ☑ 血压升高
- ☑ 身体关节部位红肿疼痛
- ☑ 大脚趾疼痛（一般最先发作）

病因分析

中医认为，痛风属于“痹症”范畴，多由正气不足，感受风、寒、湿、热之邪所致。高血压并发痛风在辨证上多以湿浊为患，常常符合湿浊阻络证型，加上腰以下关节常常发生病变，因此中医认为多与肾气不足、脾虚湿困有关。

调理思路

泻浊化瘀，补益肝肾。

日常调理方法

饮食调理原则

1. 初期宜选择祛风、散寒、除湿、清热的饮食。日久不愈，反复发作，需要扶正祛邪，在祛邪的同时，结合补益气血，滋养肝肾。

2. 低嘌呤食物可以每天食用，如大米、玉米、白菜、鸡蛋、苹果、牛奶等都是不错的选择。除了低嘌呤食物，中嘌呤食物也要适当食用，以免导致营养缺乏。高嘌呤食物要远离，绝大多数海鲜、动物内脏、肉汤的嘌呤含量都较高。

生活调理窍门

1. 痛风急性发作期：患者应多休息，可以通过抬高患肢，穿舒适的鞋子来缓解症状。

2. 痛风缓解期：生活要有规律，注意劳逸结合，避免熬夜、过度劳累，保证有充足的休息和睡眠时间；注意安全，避免外伤。

精选食疗方

山药薏米茯苓粥

来源 民间验方

材料 山药 50 克，薏米 30 克，大米 100 克，茯苓粉 20 克，枸杞子 5 克。

做法

❶ 山药去皮，洗净，切小块；枸杞子洗净；薏米和大米淘洗干净，浸泡 1 小时。

❷ 锅内加入适量清水烧开，放入薏米和大米，大火煮开后转小火煮至米粒熟烂，再加入山药块和茯苓粉，继续煮 20 分钟，最后加入枸杞子，焖 10 分钟即可。

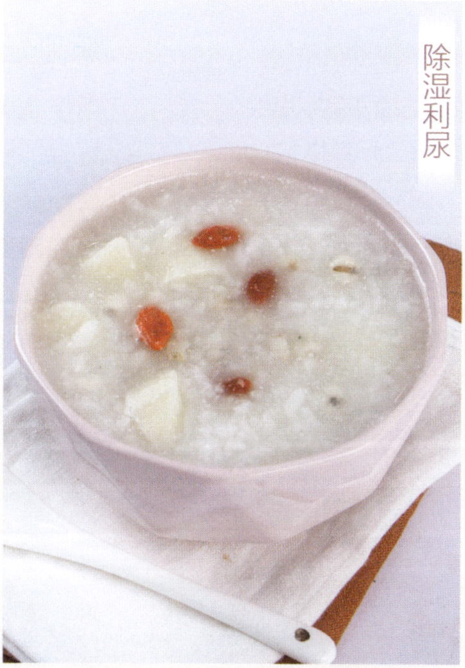

蒜泥茄子

来源 民间验方

材料 茄子 300 克，大蒜 35 克。

调料 盐 2 克，醋 5 克，香油适量。

做法

❶ 茄子洗净，对半切开；大蒜去皮，切末。

❷ 将茄子放入盘中，入锅蒸 20 分钟，取出，凉凉。

❸ 将蒜末放在茄子上，加盐、醋，滴上香油即可。

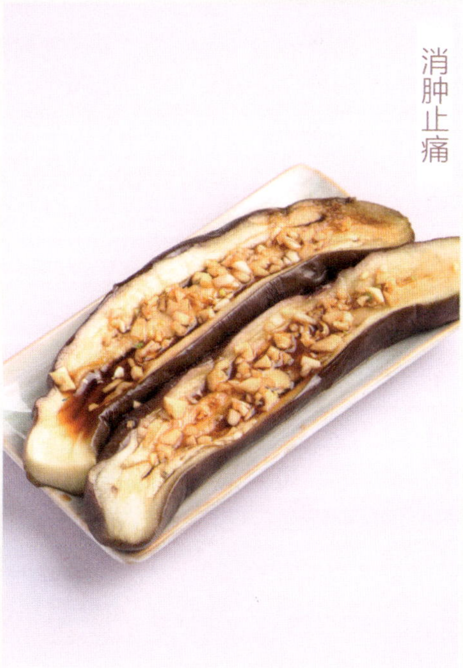

高血压并发肥胖

典型症状

- ☑ 血压升高
- ☑ 体重超标
- ☑ 头晕头痛（前额部位明显）

病因分析

中医认为高血压并发肥胖常与暴饮暴食、过食肥甘、安逸少动、情志不畅等因素有关，而肥胖与脾、胃、肠等脏腑关系密切。常见证型有痰湿内盛型、气滞血瘀型、脾肾不足型等。

调理思路

除湿化痰，活血化瘀。

日常调理方法

饮食调理原则

1. 每日饮食宜定时定量，少食多餐，不吃夜宵；吃饭时细嚼慢咽，以利于消化。

2. 慎食肥甘厚腻食物，烹调用油以植物油为主，烹调时宜采用蒸、煮、炖、汆等用油少的方法，避免采用煎炸、油爆等用油多的方法。

3. 控制饮食总热量，多吃蔬果，限制高糖、高脂食物的摄入。

4. 睡前半小时饮用适量温开水，可防止血液黏度过高，有助于预防脑卒中。早晨起床后空腹饮用温开水，有助于降低血液黏度及清理胃肠。

生活调理窍门

1. 减轻体重既可以使血压下降，还可以预防冠心病，一般以每周减重 1～1.5 千克为宜。

2. 平时可坚持骑车或步行上班；还可选择游泳、慢跑、跳舞等有氧运动，每周运动 3～5 次，每次运动 30 分钟。

3. 保证睡眠充足，不要熬夜，最好在晚上 10 点以前睡觉。

4. 保持情绪稳定，远离紧张、烦躁、易怒、焦虑等不良情绪，以保证血压稳定。

精选食疗方

赤小豆鲤鱼汤

来源《外台秘要》

材料 鲤鱼 1 条，赤小豆 100 克。

调料 姜片、盐、料酒、香菜各适量。

做法

❶ 赤小豆洗净，用清水浸泡半小时；鲤鱼治净，在背上划几刀。

❷ 起油锅，煎鲤鱼，再加入适量清水，放入赤小豆、姜片、料酒，大火煮沸后转小火焖至赤小豆熟烂，加入适量盐、撒上香菜即可。

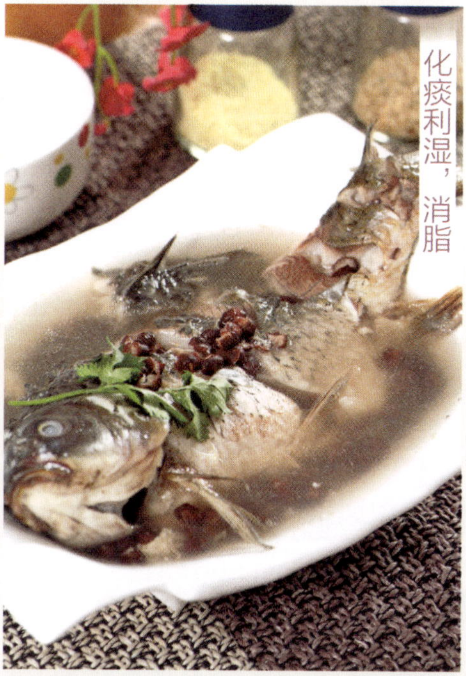

玫瑰花茶

来源《饲鹤亭集方》

材料 玫瑰花 3~5 朵。

调料 冰糖适量。

做法

❶ 玫瑰花洗净。

❷ 在杯中放入玫瑰花，加入沸水，闷泡 5 分钟左右，凉温后加入冰糖即可。

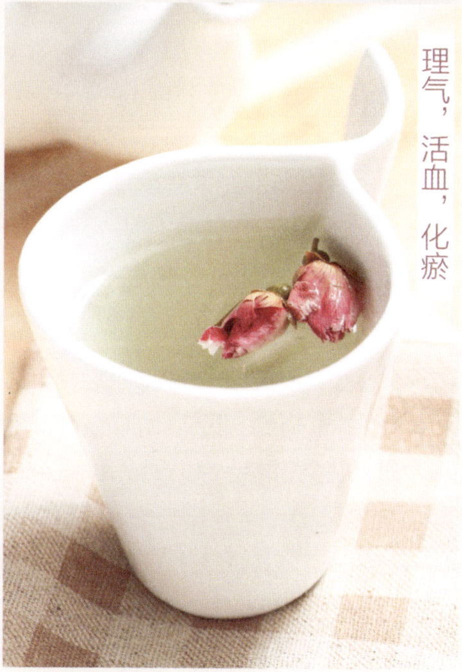

高血压并发冠心病

典型症状

- ☑ 血压升高
- ☑ 眩晕
- ☑ 头痛
- ☑ 胸闷
- ☑ 心前区疼痛

病因分析

中医认为高血压并发冠心病的基本病理机制是机体阴阳失调日久，气血运行不畅，出现气滞血瘀或气虚血瘀，加之痰浊内停，导致心脉瘀阻。

调理思路

行气活血，祛痰化浊。

日常调理方法

饮食调理原则

1. 饮食宜清淡，坚持低盐、低脂、低糖饮食。

2. 适当增加膳食纤维的摄入量，促使胆固醇从体内排出，从而降低血清胆固醇水平。保证摄入充足的新鲜蔬果，胡萝卜、圆白菜、芹菜、苹果等都是不错的选择。

3. 多吃有助于降低胆固醇的食物，如洋葱、大蒜、木耳、海带、香菇、紫菜等。

4. 避免摄入辛辣刺激性食物，以免进一步耗伤心之阴血；忌食肥甘厚腻食物，以免滋生痰湿。

生活调理窍门

1. 起床时先静卧半分钟，床上静坐半分钟，床旁静站半分钟后方可活动，以免因体位性低血压而发生意外；远离寒冷刺激，以免诱发心脏疾病。

2. 注意劳逸结合，避免负重登楼、进行高强度体育活动、高负荷工作等。

精选食疗方

银耳莲子羹

来源《中医食疗学》

材料 干银耳 10 克，莲子 20 克，山药 30 克，大枣 3 枚。

调料 冰糖 5 克。

做法

❶ 干银耳洗净，浸泡 2 小时，去蒂，撕成小朵；莲子洗净，去心；山药洗净，去皮切片；大枣洗净。

❷ 锅置火上，放入莲子、大枣、山药片与银耳，倒入适量水，熬煮至所有材料熟烂，加入冰糖调味即可。

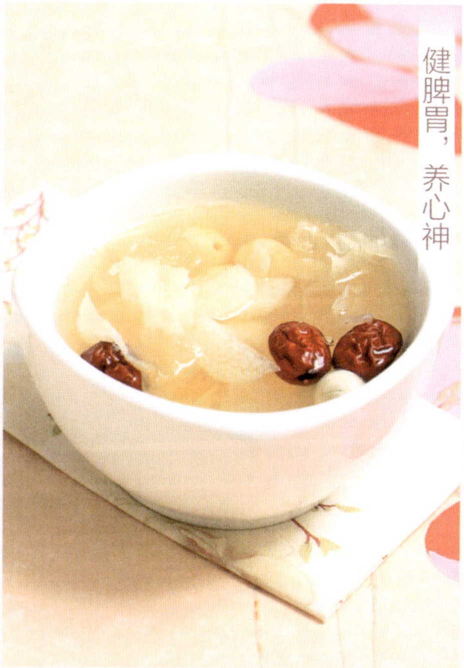

莱菔子粥

来源《老老恒言》

材料 莱菔子 10 克，大米 100 克。

做法

❶ 将莱菔子洗净，炒至香熟，研成细末；大米淘洗干净，浸泡 30 分钟。

❷ 锅内加适量水烧开，将大米倒入煮粥，待粥将成时放入莱菔子末，稍煮即可。

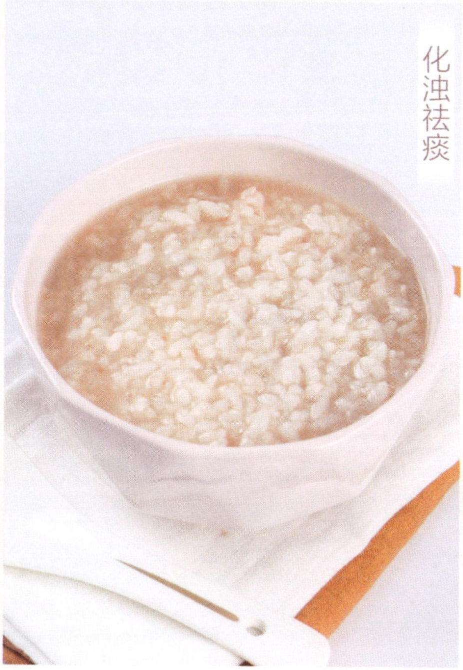

高血压并发脑卒中

典型症状

- ☑ 猝然昏倒
- ☑ 口角歪斜
- ☑ 言语不利
- ☑ 半身不遂

病因分析

在中医领域，高血压并发脑卒中属于“中风”“偏枯”等范畴，为本虚标实之证，主要是肝、肾、脾三脏的功能失调，同时与风、火、痰、瘀、虚密切相关。

调理思路

平抑肝阳，活血化瘀，豁痰息风。

日常调理方法

饮食调理原则

1. 尽量选择清淡而富有营养的食物，如绿叶菜、荸荠、梨、去皮鸭肉等。

2. 食物易细软，进食宜缓慢。

3. 忌食肥甘厚腻、辛辣刺激性食物，如肥肉、辣椒、浓茶、烈酒等，以免动火生痰。

4. 坚持低盐、低脂、低糖饮食，可适当滋补。

生活调理窍门

1. 每日测 1 次血压，特别是在调整降压药物阶段，以保持血压稳定；血压波动大者，每日应测量血压 2～3 次，以监测血压变化，防止脑卒中复发。

2. 应随着天气变化及时添减衣物。冬季外出时做好防寒保暖措施，避免寒气刺激神经和血管。

3. 少做或不做易引起情绪激动的事，如打牌、看体育比赛等，以防脑卒中复发。

精选食疗方

雪羹汤

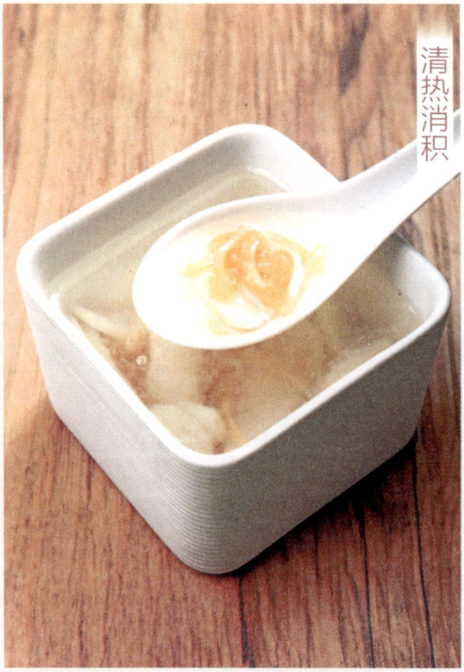

来源《绛雪园古方选注》

材料 荸荠 100 克，海蜇皮 20 克。

调料 料酒、香油各 4 克，盐、醋各 2 克。

做法

❶ 荸荠去皮，洗净，切片；海蜇皮用清水略泡，洗净，切丝。

❷ 锅内加入适量清水，放入海蜇皮丝、荸荠片、料酒，大火烧开后转中火煮 15 分钟，加盐调味，淋入香油、醋即可。

赤小豆黑米粥

补肾利水

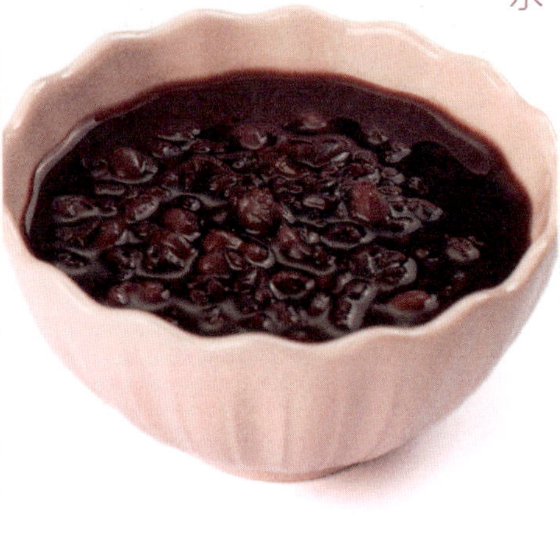

来源 民间验方

材料 赤小豆 50 克，黑米 60 克。

调料 红糖 3 克。

做法

❶ 赤小豆和黑米洗净，用水浸泡 4 小时。

❷ 锅内加入适量水烧开，加入黑米、赤小豆，大火煮开后转小火。

❸ 煮 1 小时后，加入红糖搅匀即可。

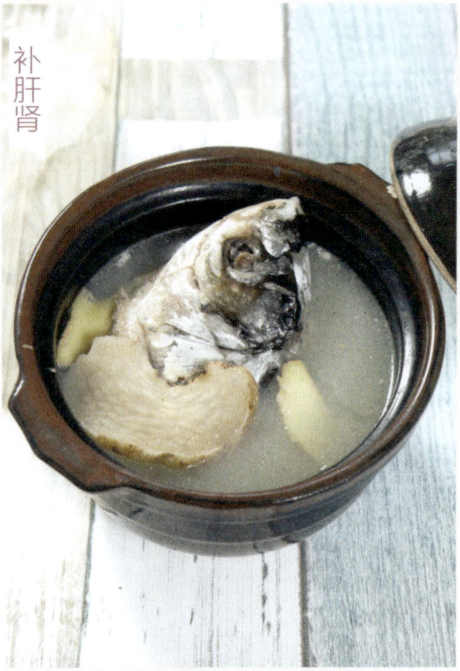

天麻鱼头汤

来源 民间验方

材料 天麻10克，鲢鱼头1个。

调料 料酒3克，盐2克，姜片少许。

做法

❶ 天麻洗净浮尘；鲢鱼头去鳞除鳃，洗净，沥干水分，从下颌部剖开。

❷ 锅置火上，倒油烧至五成热，放入鱼头煎至两面微黄；将鱼头盛入汤锅中，加入天麻、姜片、料酒和适量清水，煮至鱼头熟透，加盐调味即可。

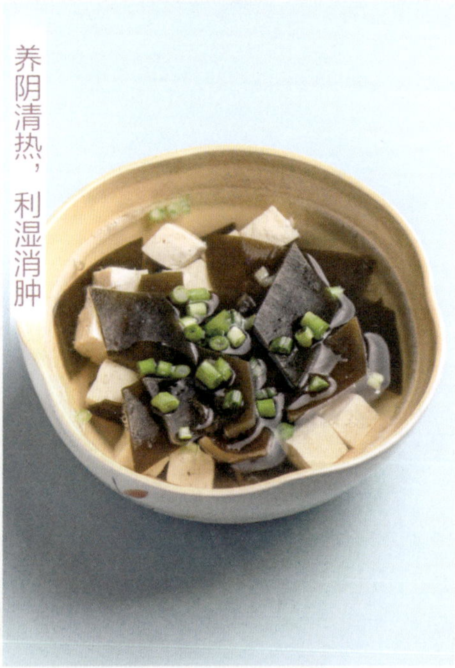

海带炖豆腐

来源《中医食疗学》

材料 豆腐、水发海带各200克。

调料 葱花、姜末、盐各2克。

做法

❶ 水发海带洗净，切片；豆腐洗净，切大块，焯水沥干，切成小方块。

❷ 锅内倒油烧热，放入姜末、葱花煸香，然后放入豆腐块、海带片和适量清水大火煮沸，转小火继续炖煮10分钟，加盐调味即可。

第七章

顺应四季变化
合理饮食，
调节阴阳控血压

春季：
疏肝清肝，小心血压升高

典型症状

- ☑ 头晕头胀痛
- ☑ 烦躁易怒
- ☑ 面赤耳鸣
- ☑ 失眠多梦
- ☑ 口干口苦

春季血压升高的主因：肝阳上亢、肝火旺盛、肝风上扰

中医认为，春季属木，与人体的肝脏相对应。春季气候变暖，阳气始发，肝阳、肝火、肝风也随着春季阳气的升发而上升，致使肝阴暗耗而阴虚阳亢。因此，高血压患者在春季要注意疏肝、清肝，以防止血压升高或波动过大。

春季控血压日常调理方案

春季控血压生活方案

监测血压	春季温差大，血压容易波动，患者要坚持每天测量血压，如果发现血压波动过大，要及时就医
保证睡眠充足	早睡早起，每天保证有 6～8 小时睡眠时间，以顺应自然界阳气的升发；睡眠质量较差的老年人可增加半小时的午睡时间
春捂防病	春季气候乍暖还寒，应坚持“宁慢勿快、下厚上薄”的减衣原则；要注意头部、背部、双脚的保暖
服饰宽松	服饰宜宽松、舒适，以使身体舒展，气血顺畅

春季控血压饮食方案

1. 多吃具有疏肝清肝作用的食物，如芹菜、菠菜、荠菜等；多吃甘温食物以补益脾胃，如南瓜、大枣等。

2. 多吃富含钾、钙的食物，如香蕉、香菇、油菜、牛奶等。

3. 少吃酸性食物，以免肝气过盛而损伤脾胃；避免食用生冷、寒凉的食物。

春季控血压情志方案

春季风气通于肝，肝喜条达而恶抑郁，不良的情绪会引起肝失疏泄，气血失调，血压升高。因此，高血压患者在春季要注意保持畅快的心情和稳定的情绪。

1. 学会控制愤怒情绪，或把愤怒情绪转移走。
2. 主动缓解精神压力，如向他人倾诉、旅游、进行户外运动等。
3. 排解抑郁，培养兴趣爱好，如听音乐、练书法、养花、钓鱼、跳舞等。

春季控血压运动方案

时间	上午 10 点后，下午或傍晚，每次运动 30~60 分钟，以不感到疲劳为度
场地	公园、庭院等空气新鲜处
锻炼项目	散步、慢跑、打乒乓球或羽毛球、跳舞等
运动前	做好准备活动，舒展肢体，以防运动损伤
运动后	补充温开水，以少量、多次、缓饮为原则；用干毛巾及时擦干汗液；衣服潮湿要及时更换，以免着凉

温馨提示

避免进行剧烈运动；避免过分弯腰低头；避免过度劳累或出汗；大风天气不宜外出锻炼。

春季穴位按摩控血压

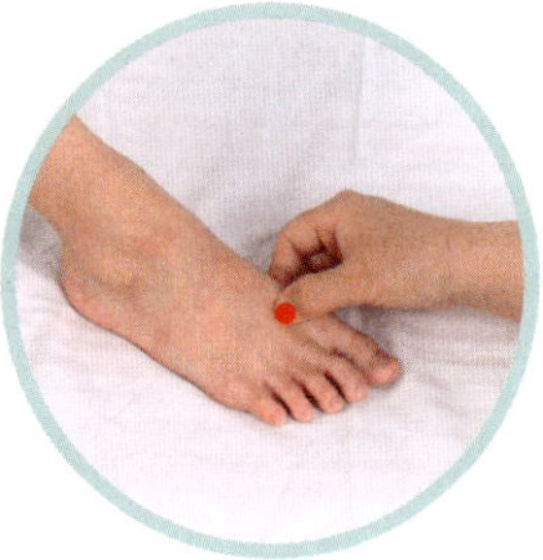

用拇指指腹由下往上按揉太冲穴（位于足背，第一、第二跖骨间，跖骨结合部前方凹陷中）1~3 分钟，有助于疏肝理气，清热泻火，疏经通络。

春季控血压精选食疗方

疏肝健脾

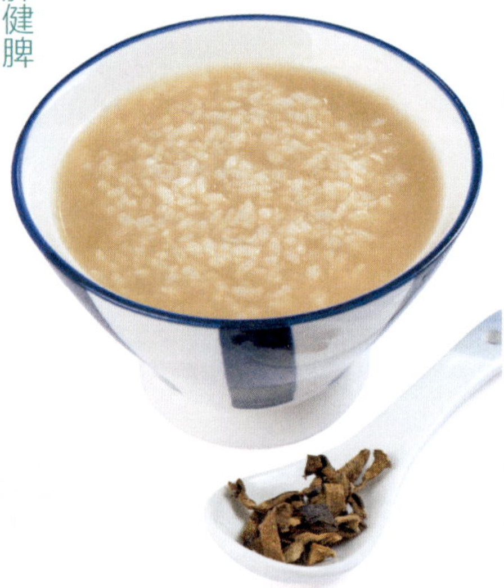

佛手柑粥

来源《老老恒言》

材料 佛手柑 10 克，大米 100 克。

调料 冰糖适量。

做法

❶ 佛手柑洗净，煎汤取汁；大米洗净，浸泡 30 分钟。

❷ 锅内倒入适量清水，烧沸，倒入佛手柑汁，然后加入大米、冰糖同煮为粥。

平抑肝阳

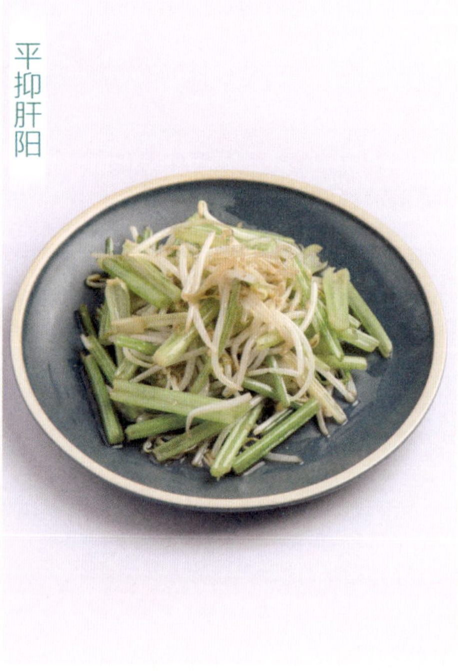

芹菜炒绿豆芽

来源 民间验方

材料 绿豆芽 200 克，芹菜 150 克。

调料 醋 5 克，蒜末、葱花、姜丝各 3 克，盐 2 克。

做法

❶ 绿豆芽洗净，沥干；芹菜择洗干净，切长段。

❷ 锅内倒油烧至七成热，放入葱花、姜丝和蒜末爆香，倒入芹菜段翻炒均匀，再加入绿豆芽。

❸ 待绿豆芽炒至透明，加盐翻炒，出锅前倒入醋调味即可。

春季控血压精选茶饮方

金银花玫瑰茶

来源 民间验方

材料 玫瑰花3朵，金银花5克，麦冬2克。

做法 将所有材料洗净，放入杯中，冲入沸水，闷泡约5分钟即可饮用。

用法 每周2~3次，代茶饮用。

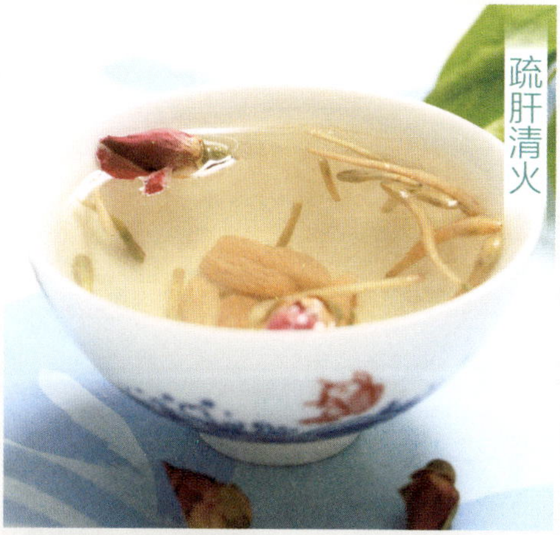

菊花茶

来源 民间验方

材料 菊花5克。

调料 冰糖适量。

做法 将洗净的菊花放入杯中，加入冰糖，倒入沸水，闷泡3~5分钟即可饮用。

用法 每周2~3次，代茶饮用。

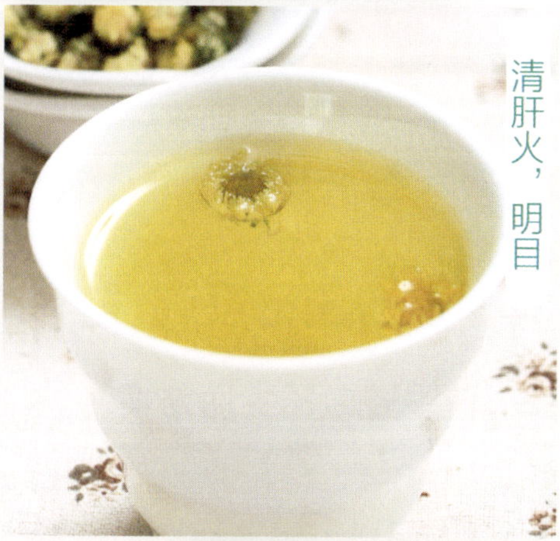

大枣玫瑰花茶

来源 民间验方

材料 大枣3枚（去核，掰开），玫瑰花5克。

做法 将所有材料洗净，放入杯中，冲入沸水，闷泡约5分钟即可饮用。

用法 每周2~3次，代茶饮用。

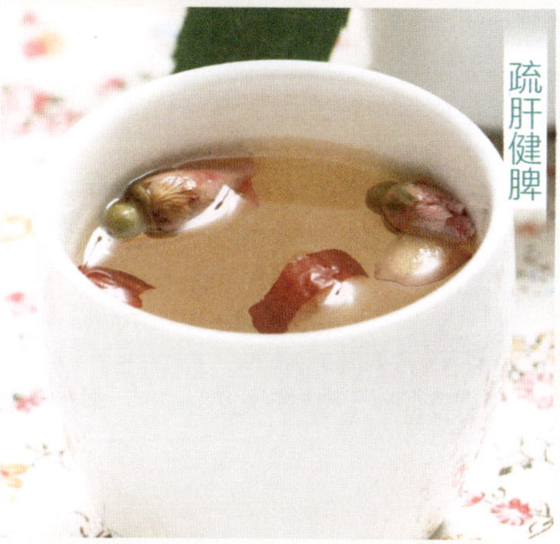

夏季：养心阴清心火，平稳控压度夏天

典型症状

☑ 头晕头胀痛　☑ 情绪烦躁　☑ 干渴　☑ 四肢乏力
☑ 胸闷恶心　☑ 便秘　☑ 溏泻

夏季血压升高的主因：暑邪和湿邪

中医认为，夏季属火，与心对应。夏季是一年中阳气最旺盛的季节。夏季气温升高，湿度增大，很容易耗伤人体的阴血，夏季发生与心、脑、肾相关疾病的概率明显增加。因此，在夏季，高血压患者除了要注意心神的调养，还要注意养阴、清火、祛湿，以稳定血压。

夏季控血压日常调理方案

夏季控血压生活方案

监测血压	高血压夏季情况多变，患者宜每日坚持测量血压，并做好记录，以了解血压的波动规律。尤其是感觉疲劳、心悸、头晕头胀痛时，一定要测量血压。如果发现血压波动过大，要及时就医
保证睡眠充足	晚睡早起，以适应自然界阳盛阴衰的变化；午睡 1 小时，以补充夜间睡眠的不足
防暑降温	室外温度较高时，尽量减少户外活动；每天用温水洗澡，降温解暑；可在树荫下、水亭中纳凉，但时间不宜过长；科学使用空调，温度不要调得过低
勤换衣物	夏季天热多汗，要勤换洗衣物

夏季控血压饮食方案

1. 饮食宜清淡、有营养、易消化。

2. 适当多吃一些清心火、养心阴的食物，如西瓜、苦瓜、绿豆、银耳等。

3. 少食辛辣、肥甘厚腻的食物。

夏季控血压情志方案

夏季气候炎热，人们往往心火亢盛，烦躁易怒，易使血压迅速上升。所以高血压患者在夏季要注意心神的调养和情绪的稳定。

1. 避免大喜大悲。

2. 闭目养神，排除杂念。

3. 静则神安，每天静坐 15~20 分钟，也可以听轻音乐、看风景画、钓鱼等。

夏季控血压运动方案

时间	傍晚较凉爽时，活动持续时间控制在 30~60 分钟
场地	公园、庭院的阴凉处，有条件者可以去森林中散步
锻炼项目	散步、慢跑、打乒乓球或羽毛球、跳舞等
运动前	做好准备活动，舒展肢体，以防运动损伤
运动后	出汗过多时宜适当饮用淡盐水或绿豆汤；休息半小时再洗澡、换衣

温馨提示

出汗过多时切不可大量饮用凉开水；不要立即用冷水淋浴，否则易引起寒湿痹症等。

夏季穴位按摩控血压

用拇指指腹按压神门穴（位于腕部，腕掌侧横纹尺侧端，尺侧腕屈肌腱的桡侧凹陷处）1~3 分钟，有助于宁心安神，控血压。

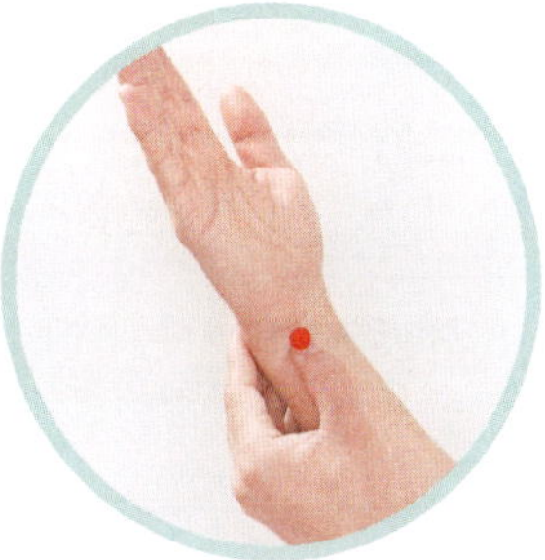

夏季控血压精选食疗方

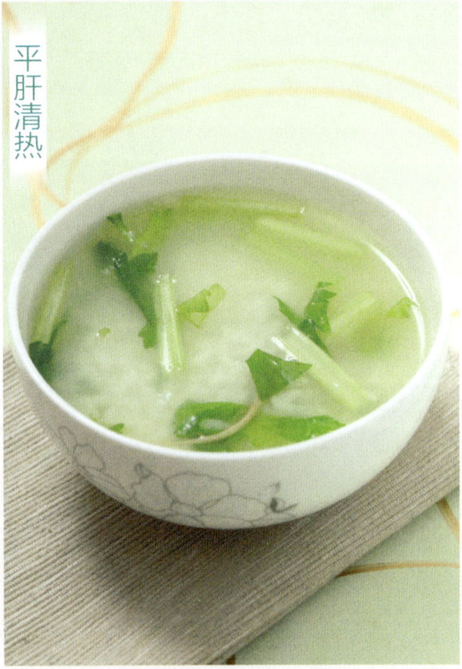

平肝清热

芹菜粥

来源《中医食疗学》

材料 大米 100 克，芹菜 50 克。

调料 盐 2 克，橄榄油适量。

做法

❶ 芹菜洗净，切段；大米洗净，用水浸泡 30 分钟。

❷ 锅内加适量清水烧开，加入芹菜段、大米，大火煮开后转小火。

❸ 煮 30 分钟后，加盐调味，滴上橄榄油即可。

清热利湿

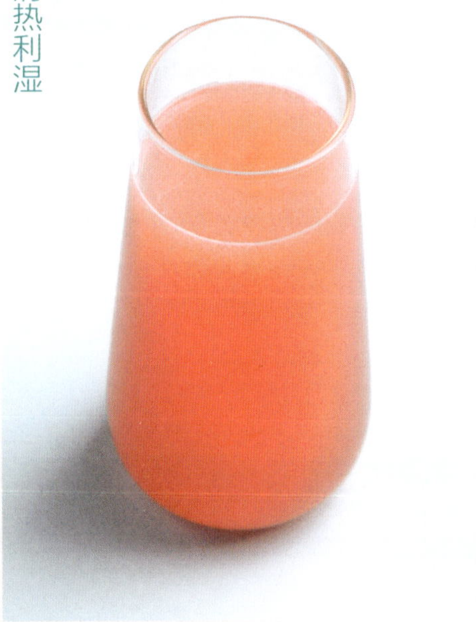

西瓜黄瓜汁

来源 民间验方

材料 西瓜 200 克，黄瓜 100 克，柠檬半个。

做法

❶ 西瓜洗净，去皮除子，切小块；黄瓜洗净，去皮，切小块；柠檬挤汁备用。

❷ 将西瓜块、黄瓜块倒入榨汁机中榨汁，将榨好的汁倒入杯中，加入柠檬汁搅匀即可。

夏季控血压精选茶饮方

夏日清火凉茶

来源 民间验方

材料 桑叶、夏枯草、杭白菊各 10 克，枸杞子 5 克。

做法

❶ 将所有材料洗净，放入锅中，加适量清水，中小火煎煮至剩一半水。

❷ 滤出茶汤，凉凉后饮用即可。

用法 每周 2～3 次，代茶饮用。

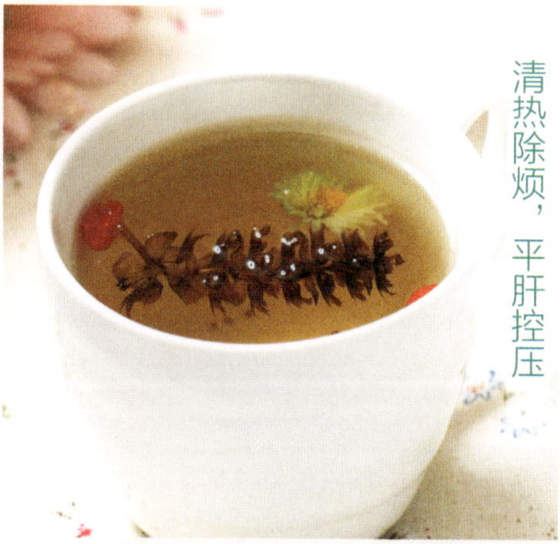

百合金银花茶

来源 民间验方

材料 百合、金银花各 3 克。

调料 冰糖适量。

做法 将洗净的百合、金银花与冰糖一起放入杯中，倒入沸水，闷泡约 5 分钟即可饮用。

用法 每周 2～3 次，代茶饮用。

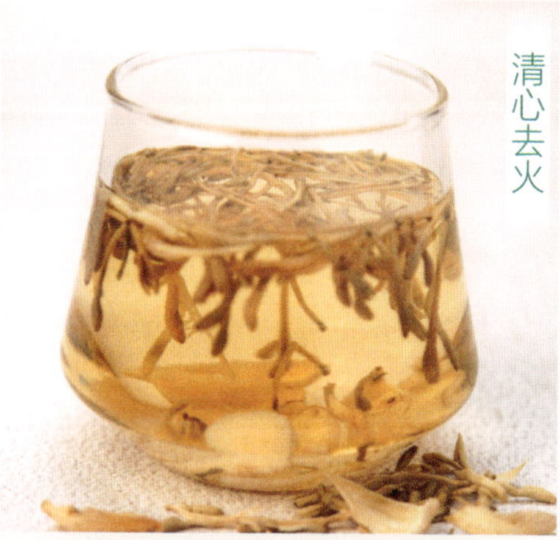

决明子荷叶茶

来源 民间验方

材料 决明子 5 克，荷叶 3 克，乌龙茶 2 克。

做法

❶ 将决明子洗净，放入锅中，上火炒干；荷叶洗净，切成条。

❷ 将决明子、荷叶条、乌龙茶一起放入杯中，冲入沸水，加盖闷泡约 10 分钟即可饮用。

用法 每周 2～3 次，代茶饮用。

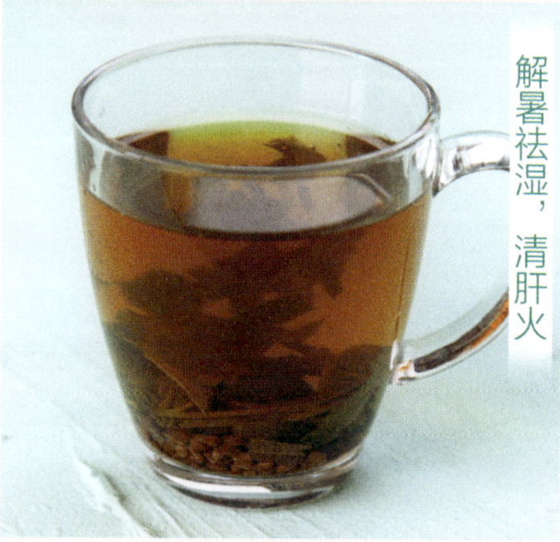

秋季：提防燥气伤身，不让血压波动

典型症状

- ☑ 口干
- ☑ 唇干
- ☑ 鼻腔干燥
- ☑ 咽干
- ☑ 咳嗽痰多
- ☑ 大便干结
- ☑ 皮肤干燥

秋季血压升高的主因：湿热、燥邪、寒邪

中医认为，秋季属金，与肺对应。秋季气候前温后寒，初秋暑气尚盛，长夏主湿，湿邪入侵人体，体内水液代谢失调，日久聚成湿浊，郁结化热伤阴，虚阳上扰，血压升高。因此，高血压患者在秋季应注意补阴润燥，调养肺气。

秋季控血压日常调理方案

秋季控血压生活方案

监测血压	秋季早晚温差大，血压易波动，患者宜每日坚持测量血压，并做好记录，以了解血压的波动规律
保证睡眠充足	应早睡早起，以顺应阳气的收敛，使肺气得以舒展；每日午睡 30 分钟左右
防寒保暖	秋季早晚温差大，不要贪凉，夜晚温度低，要盖好被子，以免受凉；日间衣着不宜过厚，以不着凉为度
预防便秘	秋季气候干燥，要多喝水，多吃高膳食纤维食物，预防便秘发生

温馨提示 清晨起床应遵循“三个半分钟”原则：醒后平躺半分钟，缓慢坐起后保持坐姿半分钟，把腿放在床沿边坐半分钟。

秋季控血压饮食方案

1. 适当多吃一些润燥、控压的食物，如冬瓜、萝卜、藕、海带、梨、猕猴桃、苹果、香蕉、柑橘等。

2. 应以清补为主，多吃一些营养丰富又有控压作用的食物，如山药、莲子、银耳、百合、去皮鸭肉等，增强身体的抗病能力。

秋季控血压情志方案

1. 控制自己的情绪，切忌忧郁伤感。
2. 静心安神，摆脱不必要的纠葛，莫让烦事缠身。
3. 与朋友交流沟通，以转移或消解不良情绪。
4. 多亲近大自然，以开阔视野，陶冶性情，远离“悲秋”情绪。

秋季控血压运动方案

时间	上午 10 点后或下午，每次运动 30～60 分钟，以不感到疲劳为度
场地	公园、庭院、运动场等有阳光的地方
锻炼项目	散步、慢跑、骑自行车、做广播体操、打太极拳等
运动前	做好准备活动，舒展肢体，以防运动损伤
运动后	补充温开水，以少量、多次、缓饮为原则；适当吃些滋阴、润肺、补液生津的食物，如梨、苹果、甘蔗、银耳等，以清肺热、利咽喉

温馨提示 切忌穿汗水浸湿的衣服在冷风中逗留，以免着凉。

秋季穴位按摩控血压

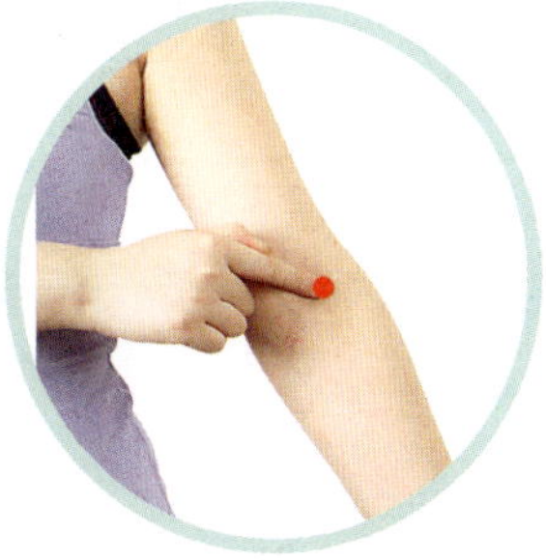

用食指指腹按压尺泽穴（位于肘前侧，肘横纹上，肱二头肌腱桡侧缘凹陷中）1～3 分钟，有助于清宣肺气，泻火降逆。

秋季控血压精选食疗方

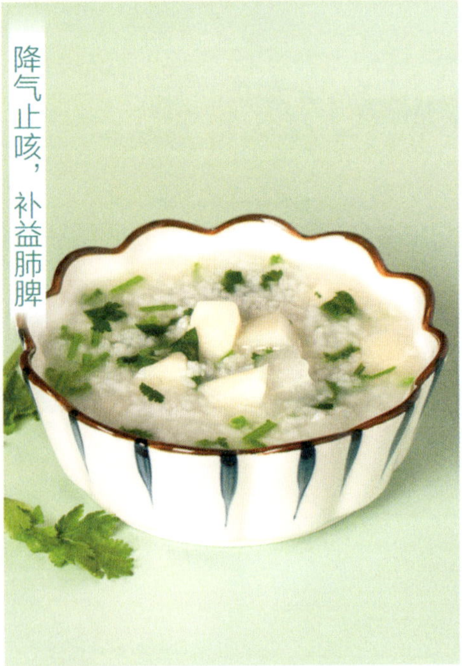

白萝卜粥

来源 民间验方

材料 白萝卜、大米各100克，山药50克。

调料 香菜末、盐、香油各适量。

做法

❶ 白萝卜洗净，切块；山药去皮，洗净，切块；大米洗净，用水浸泡30分钟。

❷ 锅内加适量清水烧开，加入大米，大火煮开后转小火煮20分钟，加入白萝卜块和山药块，继续煮15分钟，加盐调味，撒上香菜末，淋上香油即可。

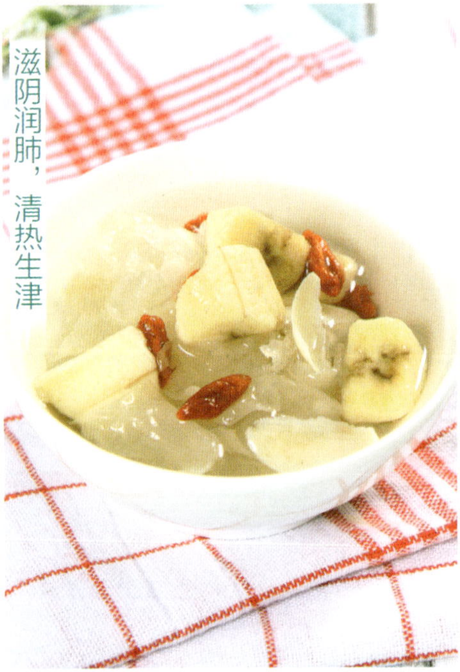

百合银耳炖香蕉

来源 民间验方

材料 香蕉2根，鲜百合100克，干银耳5克，枸杞子10克。

调料 冰糖适量。

做法

❶ 干银耳洗净，用清水泡发，去蒂，撕成小朵；香蕉去皮，切小段；鲜百合、枸杞子洗净。

❷ 将银耳放入汤锅中，加入适量清水，炖煮30分钟，加入鲜百合、香蕉段、枸杞子、冰糖，再炖煮30分钟即可。

秋季控血压精选茶饮方

香蕉皮玉米须茶

来源 民间验方

材料 香蕉皮、玉米须各10克。

调料 冰糖适量。

做法 将洗净的香蕉皮、玉米须一起放入砂锅中，加入适量清水煎煮20分钟，滤渣取汁，放入冰糖溶化即可饮用。

用法 每周2~3次，代茶饮用。

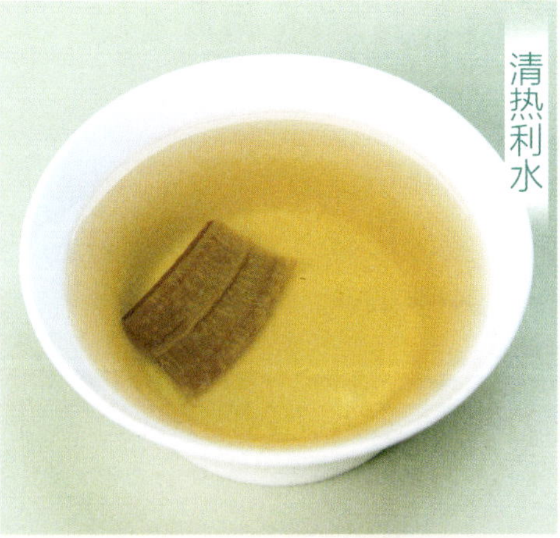

银耳大枣茶

来源 民间验方

材料 干银耳5克，大枣5枚。

调料 冰糖适量。

做法 银耳洗净，泡发，与洗净的大枣、冰糖一起放入锅中，倒入适量清水煎煮约20分钟，取汤汁饮用即可。

用法 每周2~3次，代茶饮用。

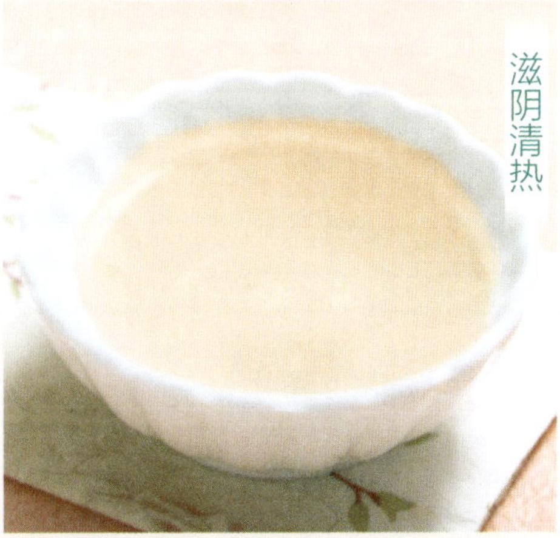

西洋参莲子茶

来源 民间验方

材料 西洋参、莲子各5克。

调料 冰糖适量。

做法

❶ 莲子洗净，放入温水中泡发；西洋参洗净浮尘。

❷ 将莲子、西洋参、冰糖放入锅中，倒入适量清水，大火烧沸后转小火煮30分钟，待茶汤凉温即可饮用。

用法 每周2~3次，代茶饮用。

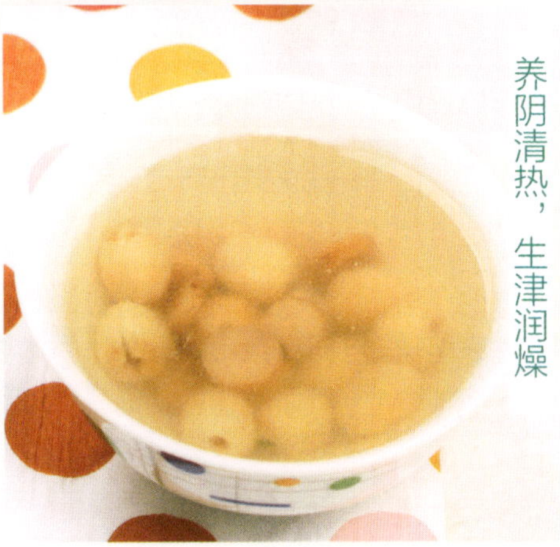

冬季：温阳补肾，预防脑卒中

典型症状

☑ 易感风寒　☑ 头晕耳鸣　☑ 腰膝冷痛　☑ 形寒肢冷

☑ 小便清长　☑ 水肿

冬季血压升高的主因：寒邪和湿邪

如果阳气不足，人体就会感受寒邪，使阳气受损，温煦气化功能随之减退，从而无力推动气血津液的正常运行，此时血压就会波动。肾主水，脾主湿，水湿同类，湿积日久则损伤脾、肾阳气，阻遏气机，水湿停滞，则血行不畅，血压不稳。

冬季控血压日常调理方案

冬季控血压生活方案

监测血压	冬季早晚温差大，血压易波动，患者宜每日坚持测量血压，并做好记录，以了解血压的波动规律。如出现手脚麻木、头晕，或者反复眩晕、走路不稳等情况，要立即静卧，及时就医
作息规律	早睡晚起，早睡以养阴，待日出后起床以养阳
环境舒适	室内温度、湿度要适宜，温度保持在22～28℃，湿度保持在50%～60%；经常通风换气，使室内空气流通，并接受阳光照射
防寒保暖	冬季室内外温差大，要适应温度变化，避免冷、热的突然刺激；及时增添衣物，外出时要做好御寒保暖工作；睡前用温水泡脚，以促进血液循环，提高睡眠质量；夜间如厕应穿上暖和的衣物

冬季控血压饮食方案

高血压患者在冬季的饮食既要滋补阴阳，又要注意控压。

1. 可以适当吃一些性温热的食物，特别是能够温补肾阳的食物，如羊肉、鸡肉、虾等。

2. 多吃富含优质蛋白质和钙的食物，如大豆及其制品、鱼类、蛋类、奶类等，以增强身体的抗病能力。

3. 多吃新鲜蔬果，及时补充水分，防止便秘。

冬季控血压情志方案

冬季是出现季节性情绪失调的高发季节，人们在冬季接受日照的时间减少，更容易出现情绪问题，进而影响血压的控制。

1. 日常多花时间做令自己开心的事情，保持愉快的心情。

2. 多晒晒太阳，日光浴可以帮助缓解不良情绪。

冬季控血压运动方案

时间	在温度较高的时段进行运动，如上午10点后、中午；每次运动30~60分钟，以不感到疲劳为度
场地	公园、操场、广场等有阳光的地方
锻炼项目	散步、慢跑、打球、做广播体操等
运动前	做好准备活动，舒展肢体，以防运动损伤
运动后	补充温开水，以少量、多次、缓饮为原则；注意保暖，运动后要及时穿外套，如出汗要马上擦干，内衣潮湿应尽快更换，避免受寒

冬季穴位按摩控血压

用拇指指腹按揉命门穴（位于脊柱区，第二腰椎棘突下凹陷中）1~3分钟，有助于温阳暖肾。

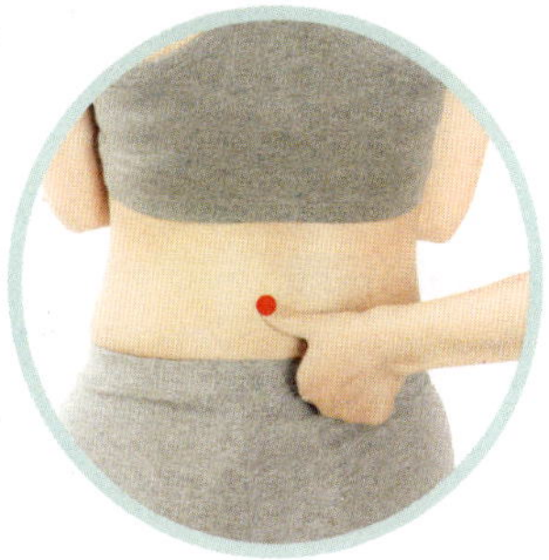

冬季控血压精选食疗方

温肾阳，益气血

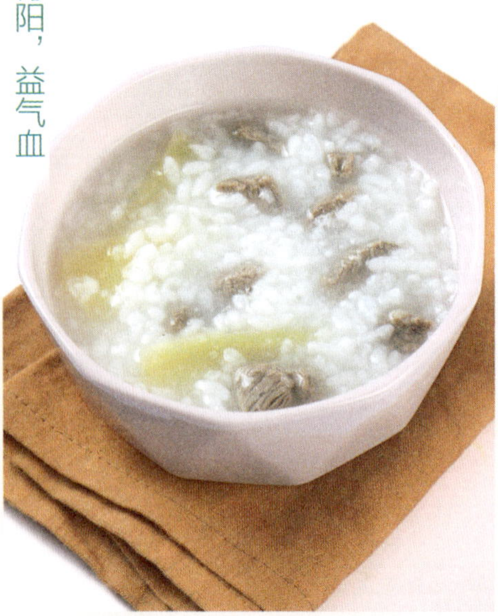

羊肉粥

来源《饮膳正要》

材料 羊瘦肉 50 克，大米 100 克。

调料 姜片、盐各 3 克。

做法

❶ 羊瘦肉洗净，切小块；大米洗净，浸泡 30 分钟。

❷ 锅内加适量清水烧开，加入大米、姜片、羊瘦肉块，大火煮开后转小火煮 40 分钟，加盐调味即可。

补脾肾，益精血

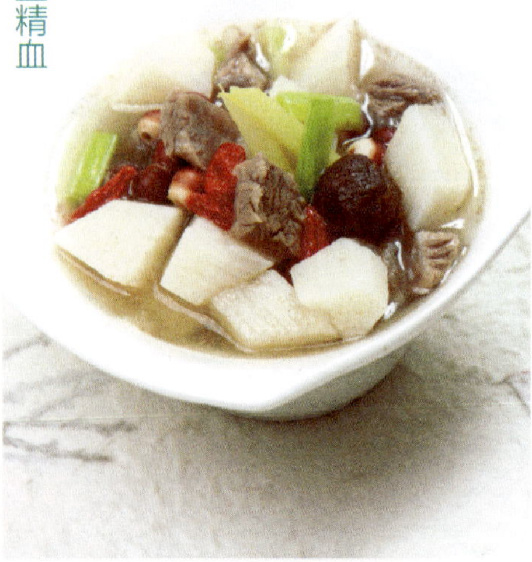

牛肉山药枸杞汤

来源 民间验方

材料 黄牛肉 150 克，山药 100 克，莲子 15 克，桂圆肉、枸杞子各 10 克。

调料 葱段、姜片、料酒、清汤、盐各适量。

做法

❶ 黄牛肉洗净，切块，焯水，捞出沥干；山药去皮，洗净，切块；莲子、枸杞子、桂圆肉洗净备用。

❷ 砂锅内加入清汤，放入黄牛肉、葱段、姜片，大火烧开后，加入料酒，转小火炖 2 小时，放入山药块、莲子、枸杞子、桂圆肉，小火炖 30 分钟，加盐调味即可。

鲜虾芦笋

来源 民间验方

材料 芦笋250克，鲜海虾100克。

调料 葱花、姜末各4克，盐、料酒、淀粉各2克。

做法

❶ 芦笋去老皮，洗净，切段；鲜海虾去须，剪开虾背，挑出虾线，洗净，用料酒、淀粉腌渍10分钟。

❷ 锅置火上，倒油烧至七成热，放葱花、姜末炒香，放入鲜海虾、芦笋段翻炒至熟，加盐调味即可。

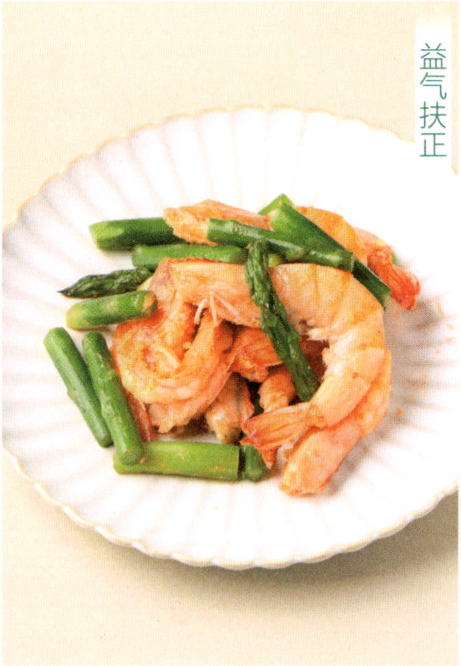

山药板栗粥

来源 民间验方

材料 山药50克，板栗肉60克，大米80克，枸杞子5克，大枣6枚。

做法

❶ 板栗肉掰小块；大米洗净，浸泡30分钟；山药去皮，洗净，切小块；大枣洗净，去核；枸杞子洗净。

❷ 锅内加适量清水烧开，加入大米、山药块、大枣和板栗肉，大火煮沸后转小火煮30分钟，加入枸杞子继续煮10分钟即可。

补脾益肾

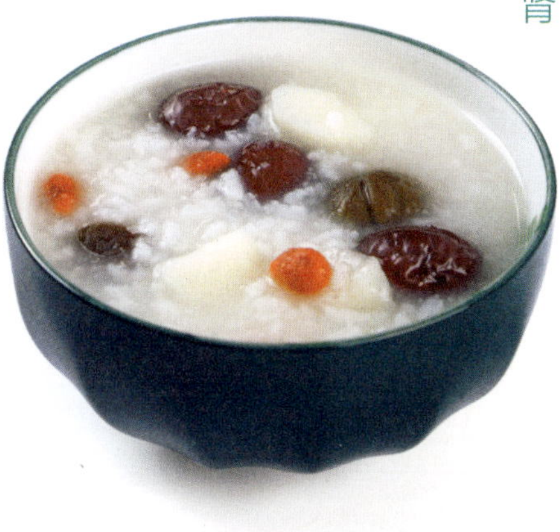

冬季控血压精选茶饮方

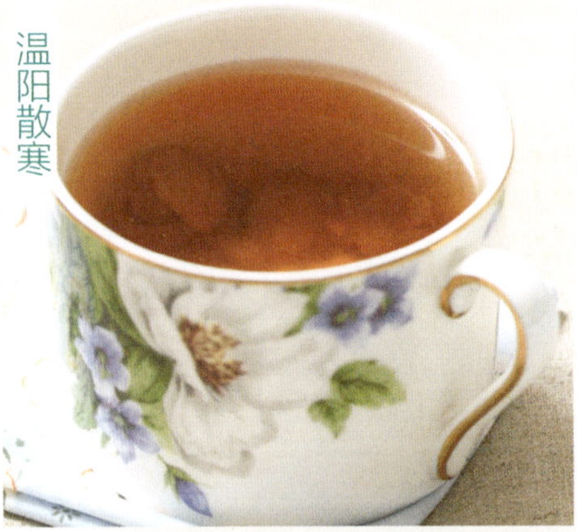

生姜桂圆茶

来源 民间验方

材料 桂圆肉 10 克，生姜 1 片。

调料 红糖适量。

做法 将洗净的桂圆肉、生姜片、红糖一起放入杯中，倒入沸水，加盖闷泡约 8 分钟即可饮用。

用法 每周 2~3 次，代茶饮用。

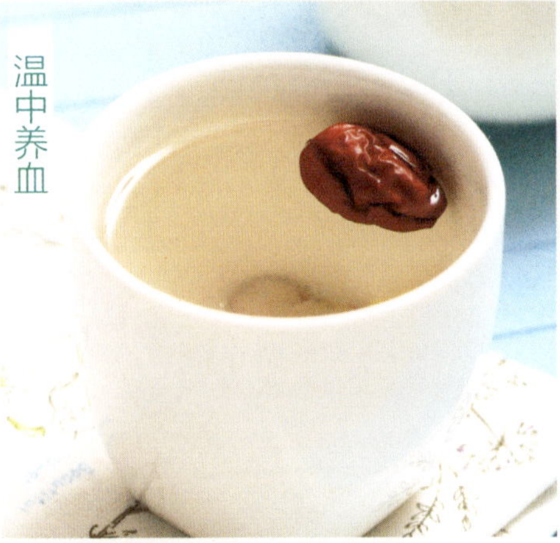

白芍姜枣茶

来源 民间验方

材料 白芍 10 克，生姜 2 片，大枣 2 枚。

调料 蜂蜜适量。

做法

1. 将洗净的白芍、大枣、生姜片一起放入锅中，倒入适量清水，大火烧沸后转小火煎煮至剩一半水，关火。
2. 待茶汤凉温后调入蜂蜜即可饮用。

用法 每周 2~3 次，代茶饮用。

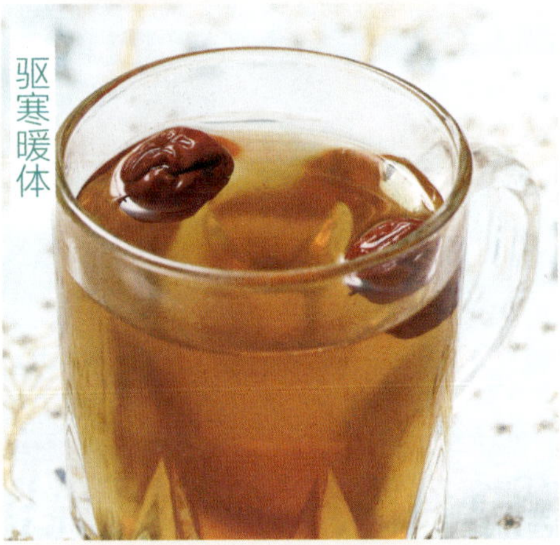

生姜红糖茶

来源 民间验方

材料 生姜片 10 克，红糖 5 克，大枣 3 枚。

做法 将洗净的大枣、生姜片、红糖一起放入杯中，倒入沸水，加盖闷泡约 10 分钟即可饮用。

用法 每周 2~3 次，代茶饮用。

第八章 简单有效的高血压中医外治法

按摩控压法：简单实用，按按有效

中医按摩控血压的原理

根据中医“平肝息风”理论，对人体太阳穴、百会穴、风池穴等穴位进行按摩，不仅可以促进微血管舒张，缓解小动脉痉挛，而且能疏通气血、调和阴阳，有助于预防和治疗高血压。按摩可以随时随地做，老少皆宜。按摩方法简单，好学易记。高血压患者掌握一些穴位按摩法并合理应用，有助于缓解高血压症状，预防高血压并发症的发生。

按摩控血压注意事项

1. 选择适合的环境和体位。按摩应在安静、空气清新的环境中进行，要保持心平气和，采取放松舒适的体位。寒冷季节应注意室内温度，以防受凉感冒。

2. 采用适宜手法。手法力求轻柔和缓，动作宜轻、慢，节律要均匀，保持适宜的用力强度，用力不宜过大，切忌用重力或蛮力。自我按摩应在医生指导下，在了解注意事项并掌握操作要领后进行。

3. 明确按摩疗法的适应证。严禁有禁忌证的高血压患者进行按摩治疗。病情较重的高血压患者，尤其是高血压危象者，不宜采用按摩疗法。

4. 要做到持之以恒。应用按摩疗法调理高血压，要做到持之以恒，要有信心和耐心，切忌“三天打鱼，两天晒网”。

专家答疑 | 热点问题

怎样按摩效果最好？

在人体毛孔张开时按摩效果最好，因此按摩最好在洗澡、洗脚后进行，或者按摩前先用热毛巾敷一下相关部位。每次按摩时间控制在5~15分钟。

按摩控血压小处方

按揉百会穴

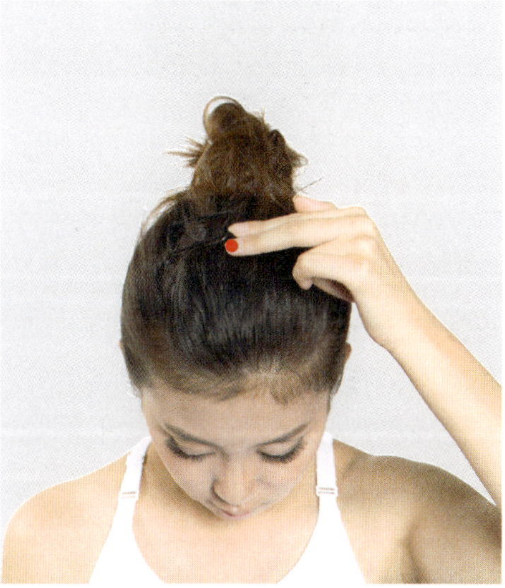

取穴：位于头部，前发际正中直上5寸处。

方法：用食指、中指指腹按揉百会穴3~5分钟，以有酸胀感为度。

功效：百会穴居于巅顶，为诸阳之会，并与肝经相通，按揉此穴，可泻诸阳之气，平降肝火、控血压。

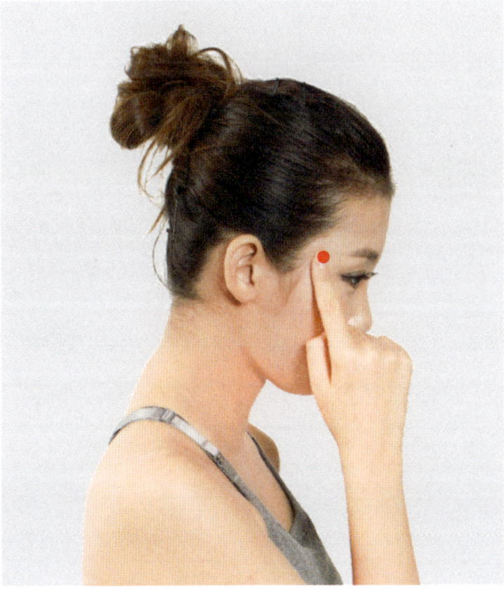

按揉太阳穴

取穴：位于头部，眉梢与目外眦之间，向后约一横指的凹陷处。

方法：用食指指腹按揉太阳穴3~5分钟，以有酸胀感为度。

功效：按揉太阳穴可促进头部的血液循环，放松紧张情绪，稳定血压。

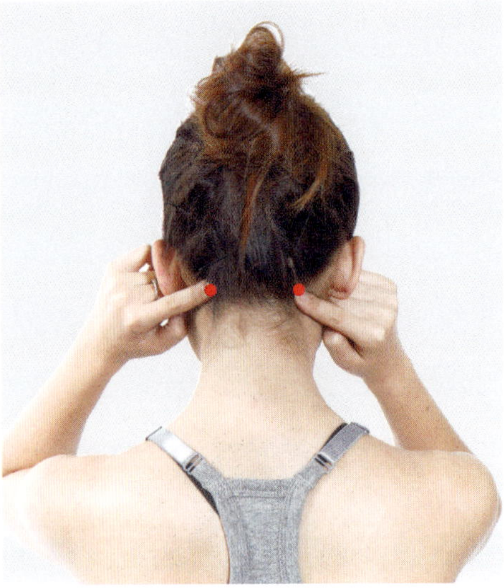

按压风池穴

取穴：位于颈后区枕骨之下，胸锁乳突肌上端与斜方肌上端之间的凹陷中。

方法：用两手食指指腹按压风池穴3~5分钟，以有酸胀感为度。

功效：风池穴是足少阳胆经、阳维脉的交会穴，按摩此穴，不仅有助于疏调头部气机，还可平肝潜阳。

按揉涌泉穴

取穴：位于足底，屈足蜷趾时足心最凹陷处。

方法：用一手拇指或食指指腹适当用力按揉对侧涌泉穴3~5分钟。

功效：按揉涌泉穴对调理老年性肾虚引起的高血压效果较好。

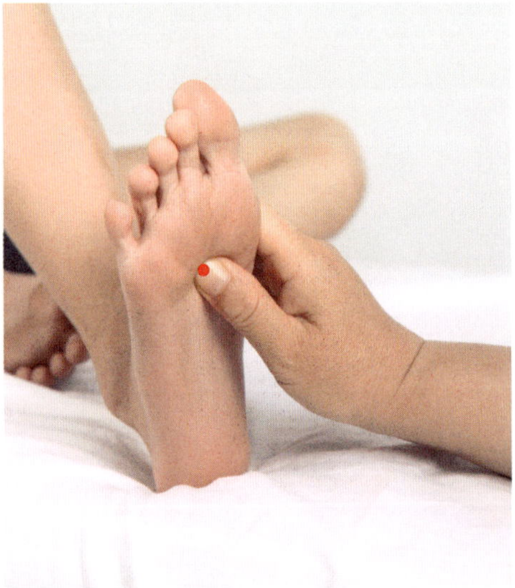

艾灸控压法：除湿温阳，祛痰化浊

中医艾灸控血压的原理

中医认为人体正常的生命活动离不开气血的作用，气血的循环在很大程度上又受温度影响。艾灸通过对人体进行温热的刺激，帮助人体温经通络、除湿温阳、祛痰化浊，达到促进血液循环、调节血压的目的。高血压患者掌握一些日常艾灸养生法并合理应用，有助于调控血压。

专家答疑｜热点问题

艾灸为什么可以调理亚健康？

艾灸可以调理亚健康，是因为艾灸能够使人阳气足、精血充，增强身体抵抗力，起到防病保健的作用。腰膝酸软、失眠健忘、颈肩疼痛、月经不调等，都能通过艾灸得到不同程度的改善。

艾灸控血压注意事项

1. 选择适合的环境，保持良好的状态。艾灸应在安静、空气清新的环境中进行，同时情绪要稳定，保持心平气和。

2. 身体状况应良好，不要在疲劳、过饱、饥饿等身体不适的情况下进行艾灸。

3. 乳头、阴部等部位忌灸。女性经期和怀孕时下腹部、腰骶部忌灸。

4. 初次艾灸要控制好刺激量，艾炷要小，艾灸壮数要少。

5. 血压过高时不宜用艾灸来调理，需要咨询医生。此外，注意大动脉部位不能进行艾灸，关节活动部位不能进行瘢痕灸，面部穴位不能进行直接灸。

艾灸控血压小处方

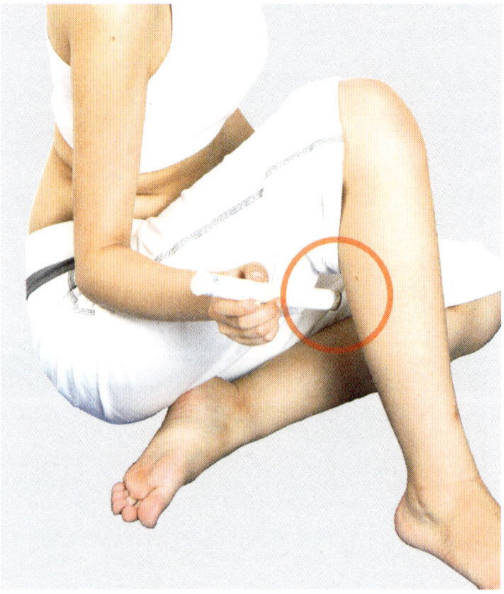

艾灸丰隆穴

取穴： 位于小腿外侧，外踝尖上8寸，胫骨前肌的外缘。

方法： 点燃艾条，对准丰隆穴，在距离皮肤1.5~3厘米处，回旋施灸，每次10~20分钟。每天1次。5天为一个疗程。

功效： 艾灸丰隆穴可以调和胃气、祛湿化痰、活血化瘀，让气血流通。

雀啄灸三阴交穴

取穴： 位于小腿内侧，内踝尖上3寸，胫骨内侧缘后方。

方法： 点燃艾条，对准三阴交穴，在距离皮肤1.5~3厘米处，像鸟雀啄食一样上下施灸，每次10~20分钟。每天1次。5天为一个疗程。

功效： 雀啄灸三阴交穴可以调气理血、健脾利湿、养肝护肾，预防颈动脉硬化，改善脑供血。

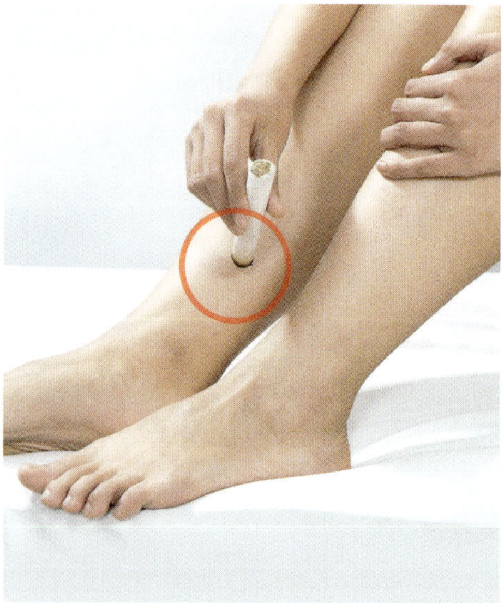

雀啄灸内关穴

取穴：位于前臂前区，腕掌侧远端横纹上2寸，掌长肌腱与桡侧腕屈肌腱之间。

方法：点燃艾条，对准内关穴，在距离皮肤1.5～3厘米处，像鸟雀啄食一样上下施灸，每次10～20分钟。每天1次。5天为一个疗程。

功效：雀啄灸内关穴可以疏肝理气、活血化瘀、平肝潜阳。

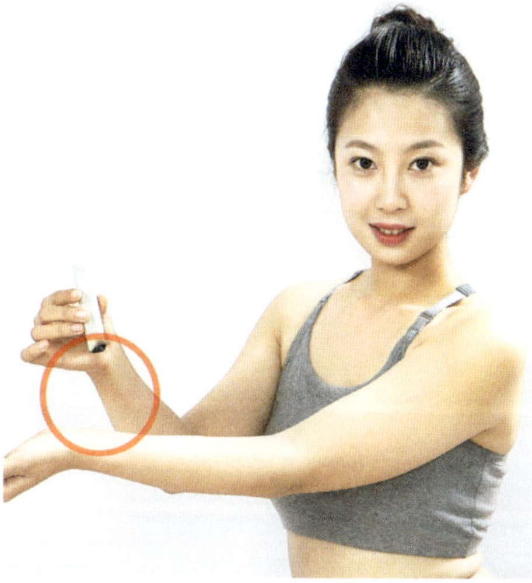

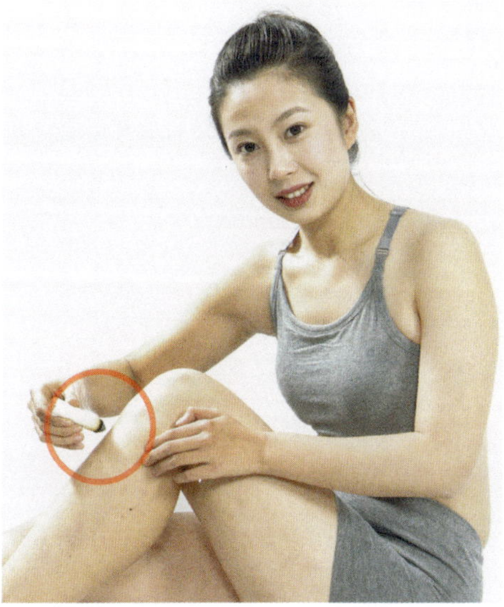

艾灸足三里穴

取穴：位于小腿外侧，犊鼻穴（髌骨韧带外侧凹陷中）下3寸处。

方法：点燃艾条，对准足三里穴，在距离皮肤1.5～3厘米处，悬灸10～20分钟。每天1～2次。血压稳定后改为每周2～3次。

功效：艾灸足三里穴可以调理脾胃、调和气血，增强身体免疫力。

刮痧控压法：活血化瘀，打通气血

中医刮痧控血压的原理

中医认为刮痧可以活血化瘀、打通气血，帮助调节血压。现代医学认为，在刮痧过程中，人的局部组织高度充血，血管神经受到刺激，血管扩张，使得血液和淋巴液循环速度加快，促进体内废物、毒素的排出，有助于组织细胞及时获取营养，增强身体抵抗力，缓解病情。

专家答疑｜热点问题

刮痧时应该注意什么？

刮痧的操作者用右手拿取刮痧工具，蘸刮痧介质后在确定的体表部位，用适中的力量从内向外反复刮动或自上而下顺刮（忌来回刮）。刮痧时应采用腕力，力量应均匀，逐渐加重（以自己能够承受为度）。每个部位一般刮15~30次，以3~5分钟为宜。

刮痧控血压注意事项

1. 刮痧时应避开皮肤肿块、手术瘢痕、黑痣等部位。有出血倾向者及年老体弱者不宜刮痧。

2. 眼睛、鼻子、乳头、肚脐等部位不宜刮痧。

3. 刮痧的间隔时间以5~7天为宜。

4. 刮痧时应边蘸刮痧介质边刮。刮痧后刮痧介质不宜立即擦干净。

5. 刮痧后休息30分钟方可活动，24小时内尽量不要洗澡。刮痧后不宜吃生冷、油腻的食物。

6. 对红花油、冬青油、药酒等刮痧介质有过敏反应的高血压患者及合并心、脑、肾相关疾病的高血压患者不能刮痧。

刮痧控血压小处方

刮拭肩井穴

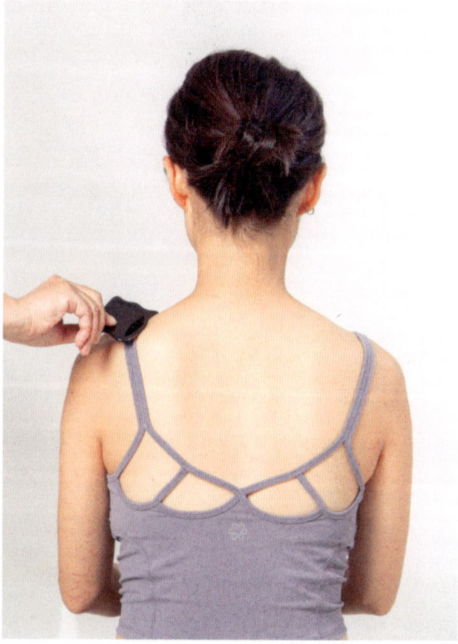

取穴： 位于大椎穴（位于颈后部，第七颈椎棘突下凹陷中）与肩峰端连线的中点上。

方法： 刮拭部位涂刮痧油，用刮痧板刮拭肩井穴，刮痧板与皮肤成 45 度角，从上向下，用力适度，以出痧为度。

功效： 刮拭肩井穴可以通络止痛、活血行气，放松肌肉，缓解疲劳，帮助控血压。

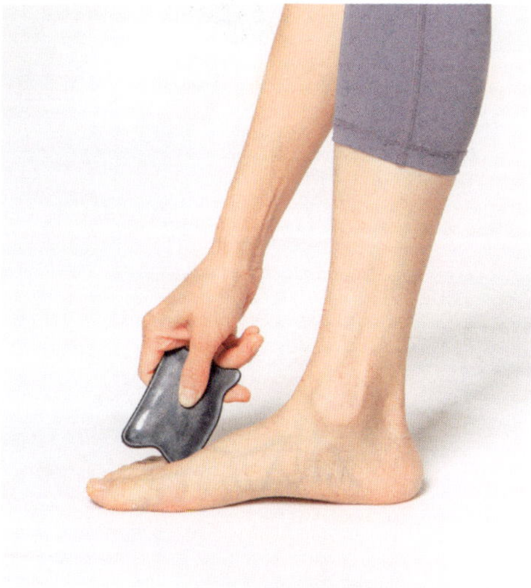

刮拭太冲穴

取穴： 位于足背，第一、第二跖骨间，跖骨结合部前方凹陷中。

方法： 刮拭部位涂刮痧油，用刮痧板刮拭太冲穴，刮痧板与皮肤成 45 度角，从上向下，用力适度，以出痧为度。

功效： 刮拭太冲穴可以平肝息风，有助于改善头痛、眩晕等高血压症状。

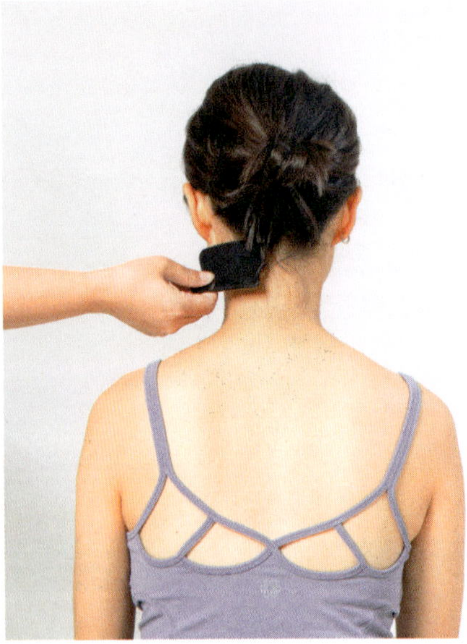

刮拭风池穴

取穴： 位于颈后区枕骨之下，胸锁乳突肌上端与斜方肌上端之间的凹陷中。

方法： 刮拭部位涂刮痧油，用刮痧板刮拭风池穴，刮痧板与皮肤成 45 度角，从上向下，用力适度，以出痧为度。

功效： 刮拭风池穴有助于疏调头部气机，平肝潜阳。

刮拭大椎穴

取穴： 位于颈后部，第七颈椎棘突下凹陷中。

方法： 刮拭部位涂刮痧油，用刮痧板刮拭大椎穴，刮痧板与皮肤成 45 度角，从上向下，用力适度，以出痧为度。

功效： 刮拭大椎穴可以通经活血、镇定止痛，改善头晕、头痛等高血压症状。

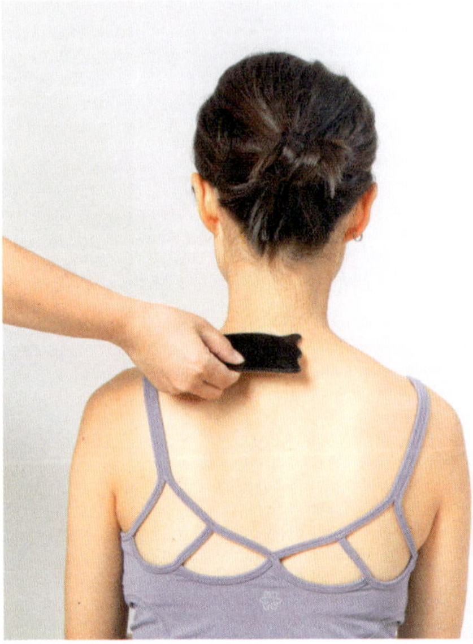

足浴控压法：疏通经络，安神降压

中药足浴控血压的原理

中医认为，人的足部是足三阴经的起始点，又是足三阳经的终止点，踝关节以下就有 60 多个穴位。中药足浴不仅可以刺激足部穴位，促进血脉运行，帮助调理高血压，还可以强身健体、祛除病邪。

专家答疑 | 热点问题

足浴时水温多少合适?

足浴时，水量要没过脚踝，水温不能太高，也不可太低，保持在 40℃左右为宜。足浴过程中，要不断加入热水，防止水温下降。足浴后可用手按摩脚心。

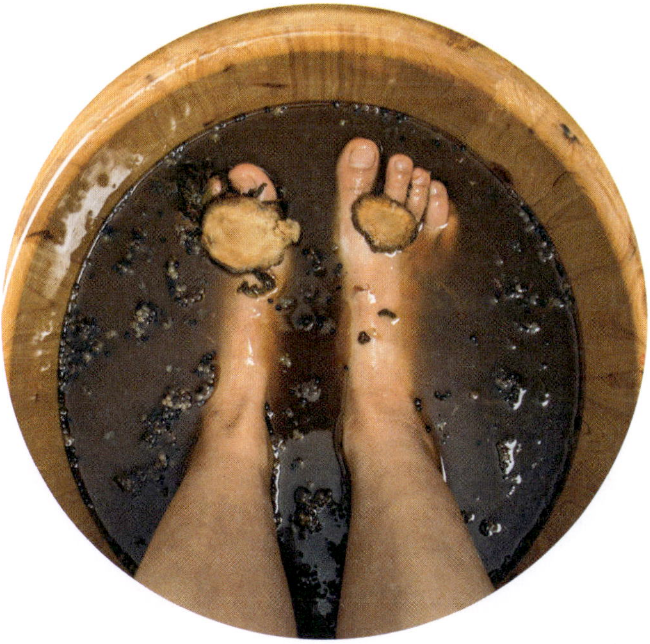

吴茱萸桃仁方：活血化瘀，通络控压

材料： 吴茱萸、桃仁、丹参、夏枯草、川牛膝各15克。

方法： 将上述材料与2000毫升水放入煎锅中，煎至1500毫升，将药液倒入足浴盆中，待药液凉温后，先用消毒毛巾蘸药液擦洗双脚，再将双脚浸泡在药液中。

用法： 每日1～2次，每次20～30分钟，每剂可用2次。

半夏菖蒲方：化痰降浊，平肝控压

材料： 半夏、菖蒲叶各一把（约50克）。

方法： 将半夏、菖蒲叶用纱布包起来放入煎锅中，加适量水煎煮，水开后继续煮5分钟关火，然后将水滤出。用煮好的水熏蒸双脚，等到水凉温后再泡脚，一边泡一边用手按摩足部。

用法： 每日1次，每次20～30分钟。

槐米野菊苦丁方：凉血泻火，清肝控压

材料： 槐米100克，野菊花50克，苦丁茶5克。

方法： 将上述材料放入煎锅中，加适量水，煎煮30分钟，去渣取汁，然后与热水一同放入足浴盆中，先熏蒸双脚，等水凉温后再泡脚，泡脚时可配合足底按摩。

用法： 每日1次，每次20～30分钟。

杜仲牛膝方：补肾活血，清肝控压

材料： 杜仲、怀牛膝、生地黄、钩藤各30克。

方法： 将上述材料分别加适量水放入煎锅中煎煮，取每次所煎得的200～300毫升药汁混合均匀，倒入装有热水的足浴盆中，待水温适宜，将双脚浸泡其中。

用法： 每日1次，每次20～30分钟。

9

第九章 特色中医功法和运动处方，有效控血压不反弹

八段锦：通血脉，调脏腑，控血压

练习八段锦可促进身体血液循环，舒展筋骨，缓解紧张情绪，使血压得到良好控制。

预备式

并步站立，头正颈直，两臂垂于体侧。左脚开步，与肩同宽。随着吸气，两臂内旋、侧起。随着呼气，两臂画弧合抱于腹前，微屈膝。练习过程中保持顺畅呼吸。

第一式 两手托天理三焦

三焦即包括五脏六腑的身体系统，通过双手上托，缓缓用力，可有效抻拉手臂、肩背，同时，双臂反复地上举、下落，还可锻炼肘关节、肩关节和颈部。

上托

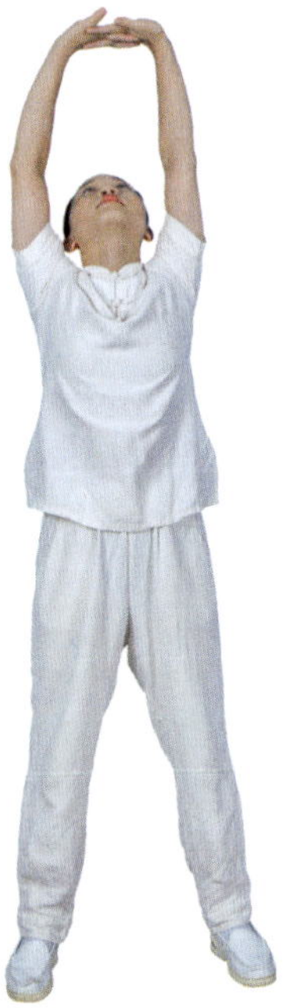

操作方法

1 两手在腹前交叉，继而上托至胸前。
2 翻掌上撑，目视两手。两臂继续上撑，腰背竖直，目视前方，保持 2 秒钟。
3 两臂从两侧下落至腹前，指尖相对、掌心向上，微屈膝下蹲。
4 同样动作重复 6 次。

第二式 左右开弓似射雕

该动作通过“左右开弓”的姿势使肝肺二脏相互协调、气机条畅。经常练习能够增加肺活量，消耗脂肪，使精力充沛。

操作方法

1 左脚向左侧开半步，直立；两手在胸前交叉，左手在外。
2 左手呈八字掌向左推出，右手呈拉弓状置于右肩前；同时，马步下蹲；目视左手方向。
3 起身重心移至右腿，左腿自然伸展；两手变掌，左手位置不动，右手向右前方画弧至与肩同高；目视右手方向。
4 左脚收回成并步站立，两臂弧形下落至小腹前，指尖相对、掌心向上。
5 接着做右侧动作，方向相反；一左一右为1次，共做3次。最后一拍，右脚收回，与肩同宽，微屈膝，两手置于腹前。

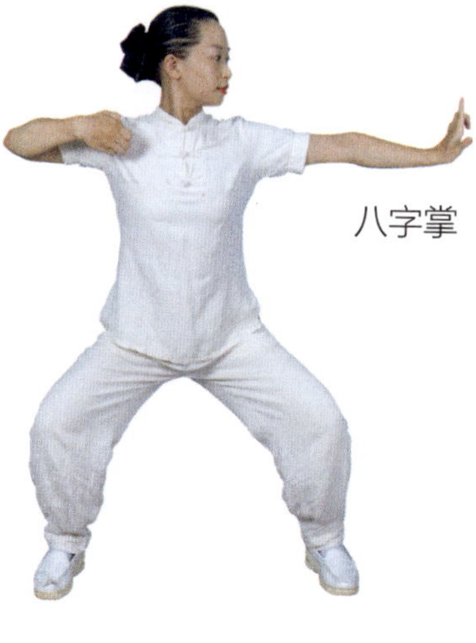

第三式 调理脾胃须单举

这个动作可以牵拉腹腔，对腹腔内脏有一定按摩作用。常做这个动作有助于促进消化。

操作方法

1 从屈膝状态起身，左手经体前上托于胸前，右手微微上移，左手指尖指向斜上方，右手指尖指向斜下方。
2 两手同时翻掌，左手上撑、右手下按，目视前方。
3 屈膝下蹲，左手从体前下落，右手经体前上移，两手同时回到小腹前，指尖相对、掌心向上。
4 接着做右侧动作，方向相反。一左一右为1次，共做3次。
5 最后一拍，左手不动，右手从体前下落至右髋旁。

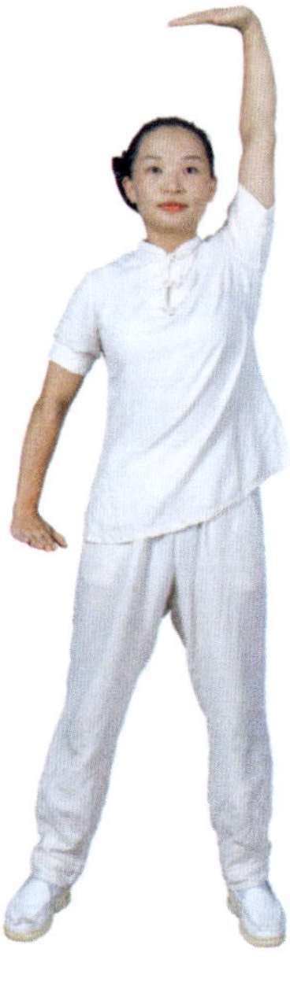

第四式

五劳七伤往后瞧

该动作可以调节大脑与脏腑联络的交通要道——颈椎；同时挺胸，刺激胸腺，有助于增强免疫力。

操作方法

1 从屈膝状态起身，两臂自然向斜下方伸展，掌心向上。
2 头向左后转；两臂外旋，肩胛骨收紧。
3 头转正；两臂画弧，于髋关节两侧按掌；屈膝下蹲；同起始动作。
4 接着做右侧动作，方向相反；一左一右为1次，共做3次。
5 最后一拍，两臂弧形下落继而上托至腹前，屈膝下蹲。

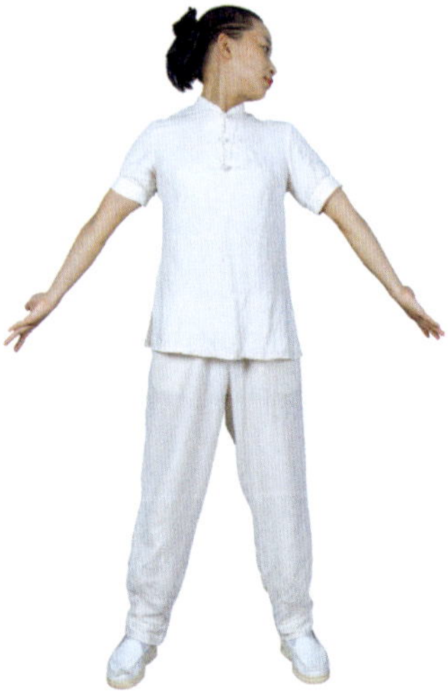

第五式

摇头摆尾去心火

这个动作强调放松，放松是由内到外、由浅到深的锻炼过程，使身体、呼吸轻松舒适无紧张感。常做这个动作，有助于舒缓情绪，调控血压。若出现头晕目眩症状，慎用该式。

操作方法

1 右脚开步，两掌上托至头顶。两掌从两侧下落，置于大腿，虎口朝内，马步下蹲，目视前方。重心微起。
2 身体右倾，重心移至右腿。身体前俯，目视右脚脚尖。身体前俯，重心移至左腿，目视右脚脚跟。向右前方顶髋，同时头向左、向后绕环1/4周。髋关节按照前、左、后的顺序绕环。
3 头回正，目视前方；同时，髋回正，回到马步姿势。
4 接着做另一侧动作，方向相反。一左一右为1次，共做3次。
5 由马步状态起身，两手从体侧上托，右脚回收至与肩同宽。微屈膝下蹲，两掌从面前下按至腹前，指尖相对。

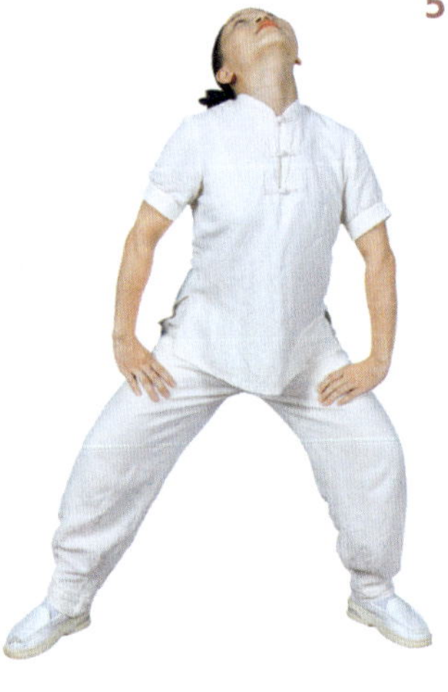

第六式

两手攀足固肾腰

该动作对生殖系统、泌尿系统都有调理作用，有助于增强腰背部肌肉，也有助于预防肥胖，调节血压。

操作方法

1 转指尖朝前，屈手上举；从屈膝状态起身。两掌掌心朝下，指尖相对，经面前下按至胸前。

2 翻掌，变掌心朝上，从腋下向后反穿，继而用掌心摩运后腰至臀部。

3 体前屈，两掌摩运腿的外侧和后侧，经过两脚外侧，直至盖于脚背上；目视前下方。

4 两掌前伸，起身挺直，两臂顺势上举，目视前方。共做 6 次。

5 两手从前方自然下落，指尖朝前，屈膝下蹲。

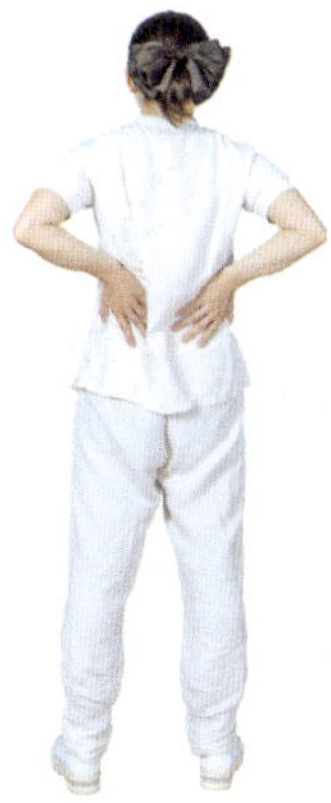

第七式

攒拳怒目增气力

这个动作马步冲拳，怒目瞪眼，可刺激肝经系统，使肝血充盈、调和气血。常做这个动作，能够燃烧腰腿部脂肪，强健筋骨。

操作方法

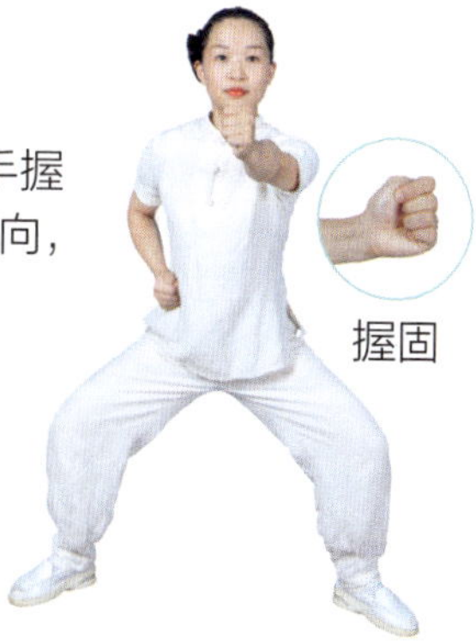

1 左脚向左侧开半步成马步，两手握固于腰间，冲左拳。目视左手方向，怒目瞪眼。

2 左手由握固变掌，拇指一侧朝下、掌心朝左。左臂向左旋，左手抓握往回收，握固于腰间。

3 接着做右侧动作，方向相反。一左一右为 1 次，共做 3 次。

4 左脚收回成并步站立，两手变掌落于体侧。

第八式

背后七颠百病消

背后七颠是全套动作的结束。连续上下抖动使肌肉、内脏、脊柱放松，脚跟着地，轻微地振动，起到整理的作用。这个动作有助于全身血液循环，对调控血压有益。

操作方法

1 提踵。

2 脚跟下落一半。

3 脚跟振地。

4 共做 7 次。

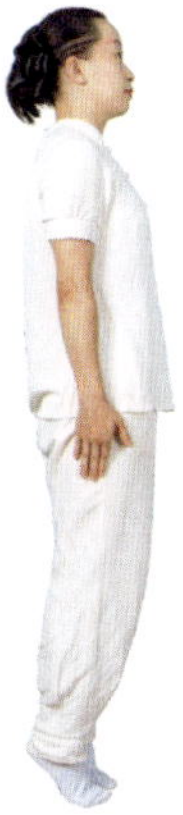

收势

两掌合于腹前，体态安详，周身放松，呼吸均匀，气沉丹田。

简单有效的运动控血压处方

快走：最简单易行的控血压运动

快走不受年龄、性别、体力等方面的限制，是一种简单易行、适合不同人群的有氧活动。研究表明，缺乏身体活动是造成人类死亡的危险因素，因此多活动身体对人的健康十分有益。快走虽然运动强度没有跑步、打球大，但坚持锻炼就能够增强心肺功能，促进新陈代谢，对于控血压有很好的辅助作用。

具体方法

1. 快走前要适当活动肢体，调匀呼吸。

2. 快走时肩要平、背要直，抬头挺胸，目视前方，手臂自然摆动，手脚合拍。

3. 根据体力每次快走 15～30 分钟，每天快走 1～2 次。

4. 快走速度量力而行。

5. 快走的同时可进行有节奏的摆臂扩胸运动，还可配合摩擦双手、捶打腰背、按揉腹部、拍打全身等动作，以帮助疏通气血。

6. 脚跟要先着地，此时注意不要屈膝，迈出另一条腿时，重心要尽快移向前方，脚尖用力蹬地面。

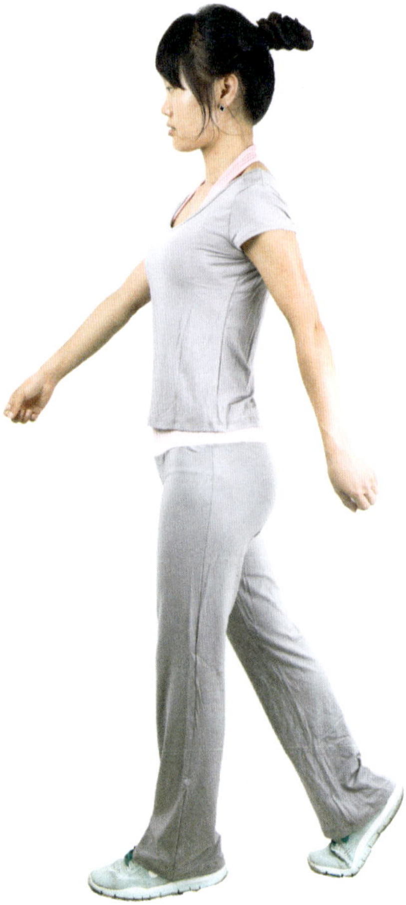

注意事项

- 快走时不宜穿皮鞋或高跟鞋。
- 有心、脑、肾病变的高血压患者不宜快走。

慢跑：有效增强血管弹性

慢跑，简单易行，不需要特殊的场地和器材，适合各年龄段的人。慢跑有助于保持良好的心肺功能，增强血管弹性，促进脂肪消耗，防止胆固醇堆积，还有助于预防肌肉萎缩、高血压、动脉粥样硬化。

慢跑的基本姿势

头部保持正直，眼睛看向正前方；脚跟先着地，落地要轻。呼吸要均匀，呼吸频率可以选择两步一吸、两步一呼，或者三步一吸、三步一呼。双手微握拳，手臂保持放松，在腰线以上自然弯曲，两个手臂前后交替摆动。

具体方法

1. 慢跑的速度通常为每分钟 100～120 米，可根据自己的身体状况，酌情调整速度。

2. 开始时每次慢跑 10～15 分钟，在一个月内逐步提升到每次慢跑 20 分钟，每周至少慢跑 3 次。

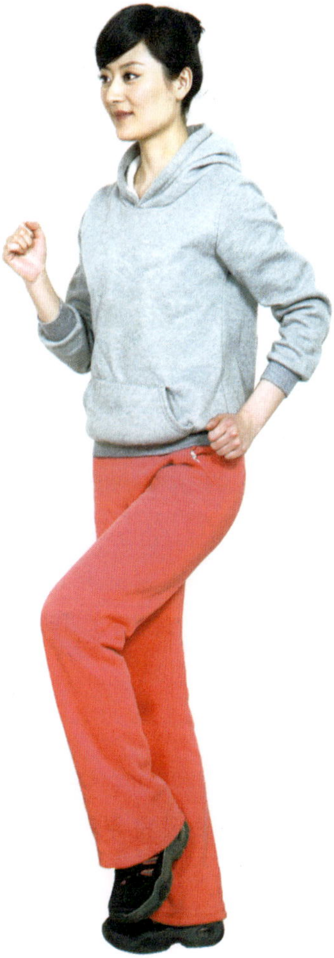

注意事项

- 慢跑时要选择平坦的路面。
- 不要穿皮鞋或塑料底鞋慢跑，在水泥路面慢跑时最好穿厚底胶鞋。
- 如果慢跑后出现食欲缺乏、疲乏倦怠、头晕心慌等情况，必须调整运动计划，必要时咨询医生。
- 慢跑的速度不宜太快。慢跑时以不觉得难受，不喘粗气，不面红耳赤，能边跑边说话为宜。
- 老年人慢跑前要做好各项指标的监测，如测血压等，如果身体不适合慢跑，不能逞强。
- 有心、脑、肾等重要器官器质性病变的人，决定慢跑前要咨询医生。

健身球：调节心血管功能，稳定血压

医学研究认为，健身球可通过刺激手少阴心经的少府穴和手厥阴心包经的劳宫穴来疏通经络，调节神经功能，消除精神紧张，从而有助于控血压。空心健身球在旋转时发出的叮咚声，对大脑是一种良性刺激，有利于消除大脑疲劳及精神紧张，从而有助于稳定血压。经常旋转健身球，可以使经络、气血保持通畅，调节心血管功能。

具体方法

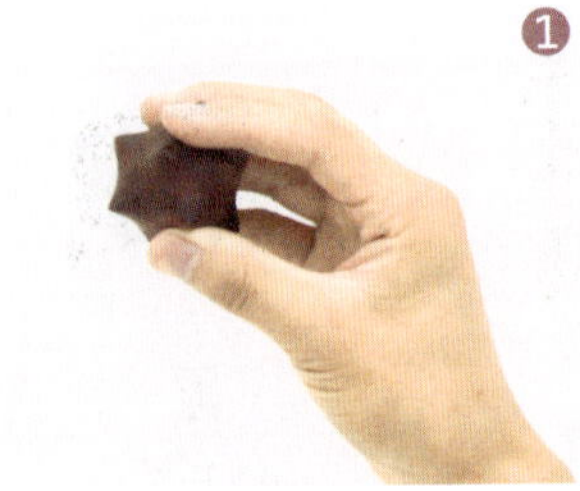

❶

五指捏球

手指自然分开，之后抓住一个球，用五个手指用力捏球，停顿一会儿后放松一次。捏球时的力量要缓慢而持久，等到手指有酸胀感之后再停下来放松，反复捏球 6~10 次。

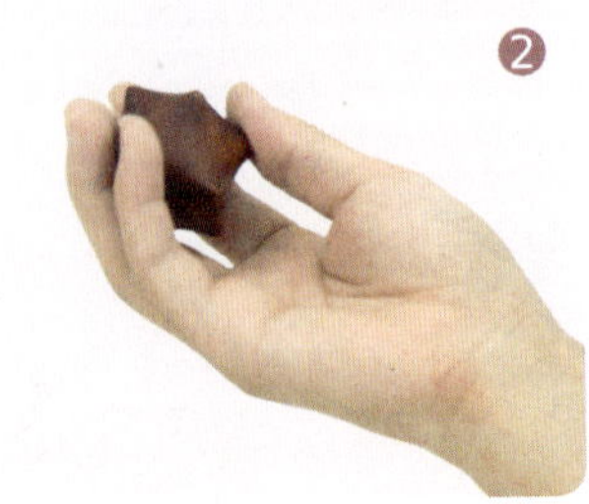

❷

五指转球

把一个球握在手里，五指拨动球体旋转，可以先顺时针转动，再逆时针转动。还可以先向上转动，再向下转动。

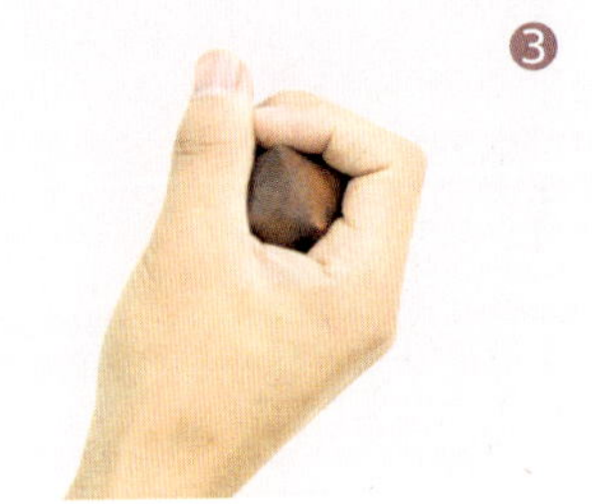

❸

掌心握球

把一个球放在手掌心，五个手指抓住球体，然后用力握球片刻，再放松。握球时要等到手指有酸胀感之后再放松，反复握球 8~12 次。

降血压操：扩张血管，增强血管弹性

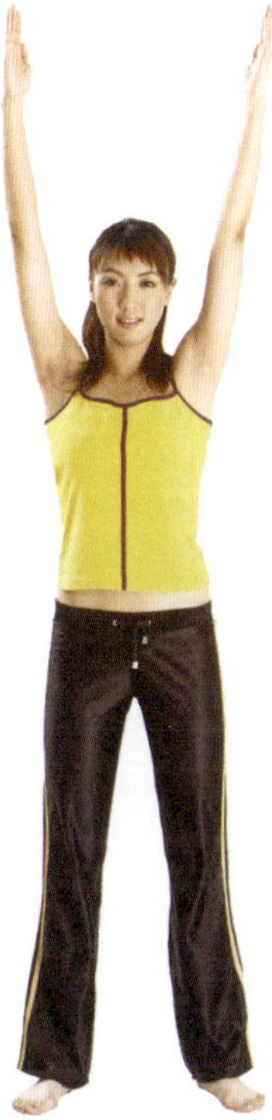

同步甩手

全身放松，自然站立，两脚分开与肩同宽，双手举起，举至头顶两侧，然后同步向下和向上甩手，重复做50~100次。

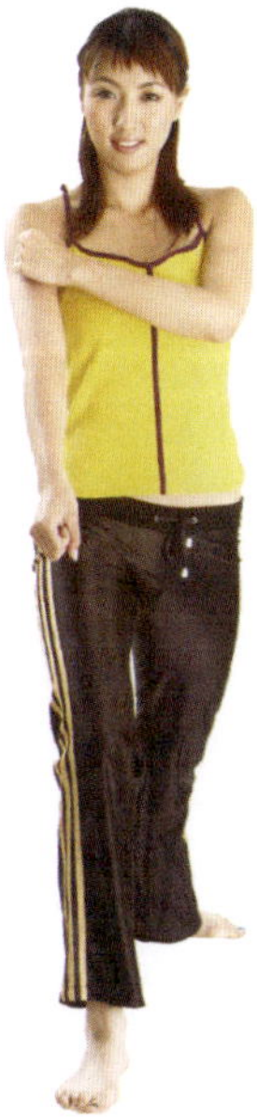

捶打上臂

弓步站立，双拳交替捶打左右上臂：右拳捶打左上臂，左拳捶打右上臂。重复做50~100次。

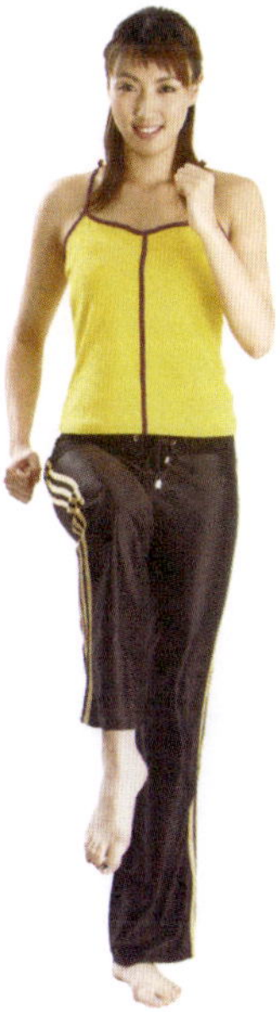

高抬腿握拳

做高抬腿动作的同时双手握拳，交替上下挥动，重复做50~100次。

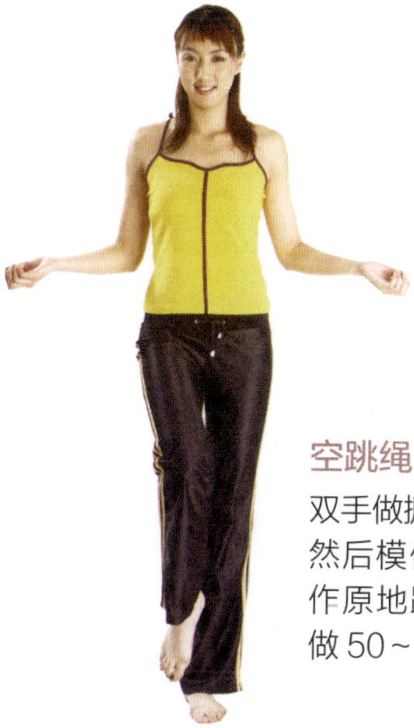

空跳绳

双手做握绳的姿势，然后模仿跳绳的动作原地跳跃，重复做50~100次。

专题 这5个升血压“小动作”，千万不要做

日常生活中，一些不起眼的“小动作”可能会导致高血压患者病情恶化，甚至危及生命。高血压患者，尤其是老年高血压患者，要尽量避免做这些危险“动作”。

1 趴伏

做趴伏动作时，腹部承受着较大压力，人体不能够深呼吸，容易导致血氧不足，而腹肌也开始收缩，很容易引起血压升高。

2 用力排便

对于高血压患者来说，用力屏气排便很容易使腹部压力增大、血压骤升，从而引发危险。

3 穿衣领太紧的衣服

患有高血压的人，如果内衣、衬衫等的领子太紧（包括领带系得太紧），长期压迫颈静脉，容易造成脑供血不足，导致脑细胞缺血和缺氧，从而出现意外。

4 突然用力

高血压患者突然用力，有可能引起血压骤升，导致心脑血管病突发。

5 听节奏过快的音乐

听节奏过快的音乐会让人精神紧张，内分泌功能容易受到影响，可能导致血压上升。